Sakina K. Sievers | Nirgun W. Loh

Alles Gute für die Mitte

Heilung für das Erde-Element

ShenDo Verlag

Die in diesem Buch beschriebenen Anwendungen und Tipps sind von den Autoren mit größter Sorgfalt dargestellt. Die Informationen sind jedoch keine medizinischen Empfehlungen und ersetzen nicht den Rat und die Hilfe eines Arztes. Bei ungeklärten oder ernsthaften körperlichen oder seelischen Problemen sollte unbedingt ein Arzt, Heilpraktiker oder Psychotherapeut konsultiert werden, bevor die Anwendungen beginnen. Die Autoren und der Verlag übernehmen keinerlei Haftung für eine etwaige Beeinträchtigung der Gesundheit, die sich aus dem Gebrauch oder Missbrauch der in diesem Werk dargestellten Methoden ergeben könnte.

Die Deutsche Nationalbibliothek verzeichnet diese Publikation in der Deutschen Nationalbibliografie; detaillierte bibliografische Daten sind im Internet unter www.dnb.de abrufbar.

Erste Auflage

www.shendo-verlag-institut.de

Bildquellen
Umschlag: Joda © fotolia.com
Coverinnenseite: Sandra Cunningham – © fotolia.com
Doppelseite 6/7: Jürgen Fälchle – © fotolia.com; Halfpoint © – fotolia.com; Boggy – © fotolia.com; Vlad Gansovsky – © fotolia.com; Underdog Studios – © fotolia.com; Paul Lin – © fotolia.com; NytechCop.03 – © fotolia.com; # 49598 – pixabay.com; # 8911934 – pixabay.com; Bruce Shippee - © fotolia.com; Irina Yun – © fotolia.com; # 2740845 – © fotolia.com
Doppelseite 58/59: Ewa Kubicka – © fotolia.com; # 17100278 – pixabay.com; Augenblick © fotolia.com; Frank von Wieding – © fotolia.com; # 760924924 – © shutterstock.com; Rawpixel Ltd. – © stock.adobe.com; # 1629700591 – © shutterstock.com; # 8600211 – pixabay.com; # 17198407 – © fotolia.com; Stefan Körber – © fotolia.com; Vladimir Raus – © fotolia.com
Doppelseite 76/77: # 311871 – © fotolia.com; Halfpoint – © fotolia.com; Helmut – © fotolia.com; Raven – © fotolia.com; Johannes Crawelius – © shendo-verlag.de; Indukas – © fotolia.com; Andrea Sachs – © fotolia.com; # 4713807 – pixabay.com; # 29713586 – © fotolia.com; Thiemy Planche – © fotolia.com

34463120 – © bigstockphoto.com; Ajlatan – © fotolia.com; Roxana – © fotolia.com; # 29731938 – © stock.adobe.com; Wojciech Gajda – © fotolia.com

Übungsfotos: Nirdosh H. Hufnagl – © shendo-verlag-institut.de
Alle anderen Fotos und Darstellungen: ShenDo – © shendo-verlag-institut.de

Lektorat: Dhirendra M. Thomae
Layout und Satz: Carola Klinke
Bildcollagen: Nirgun W. Loh

Printed in Germany
ISBN 978-3-943986-36-5

Inhalt

Der Magen, die Milz und das Erde-Element

Die Organe Magen und Milz werden in der Traditionellen Chinesischen Medizin (TCM) dem Erde-Element zugeordnet. In der ursprünglichen Darstellungen der Fünf Elemente wurde die Erde ins Zentrum gesetzt. Zwischen der Ausdehnung der Energie in Holz und Feuer und ihrem Zurückziehen und Absinken im Metall und Wasser bildet die Erde die stabile Mitte, wie die Achse eines Rades, um das sich alles dreht. Ihre harmonisierende, ausgleichende Qualität erfahren wir besonders im Spätsommer.

Die Energie des Spätsommers

In dieser besonderen Zeit des Jahres ist der Höhepunkt des Sommers überschritten, es ist aber noch milde. Jetzt ist der Gabentisch reich gedeckt, Mutter Erde verteilt großzügig ihre Früchte. Das reife Getreide wird eingebracht, Kartoffeln und Äpfel werden geerntet. Durch all die Geschenke der Natur breitet sich eine tiefe Zufriedenheit in uns aus. Mit dem Gefühl, dass reichlich vorhanden ist, mögen wir auch gerne teilen.

Das Schwerpunktthema des Erde-Elements ist »nähren und genährt werden«. Dazu gehört nicht nur unser Essen, sondern auch die Nahrung für unsere Seele, durch die wir Geborgenheit empfinden und das Gefühl erleben, zuhause und willkommen zu sein. Menschen mit einer starken Mitte strahlen Gleichmut und Seelenfrieden aus. Sie sind gut geerdet und stehen mit beiden Beinen im Leben, Kopf und Bauch sprechen mit einer Stimme. In sich ruhend, schaffen sie eine Atmosphäre, in der man sich wohl fühlt.

Die Mitte des Lebens

Der Lebenszyklus des Erde-Elements beginnt etwa mit dem 30. Lebensjahr. Nach den Yang-Elementen Holz und Feuer, die uns die Kraft verliehen haben, uns zu entwickeln und auszuprobieren, gibt die Erde den Wunsch, uns zugehörig zu fühlen und sesshaft zu werden. Sie lädt dazu ein, ein Zuhause zu finden, stabile Beziehungen einzugehen und vielleicht eine Familie zu gründen. Wir ergreifen einen Beruf, verdienen unseren Lebensunterhalt und sind in der Lage, für uns selbst und auch für andere zu sorgen. In dieser Lebensphase der Konsolidierung reifen die Früchte des Lebens und Stabilität tritt ein.

Die Organe des Erde-Elements

Die Organe sind aus Sicht der Chinesischen Medizin nicht nur funktionelle Körperteile, die bestimmte Aufgaben erfüllen, sie leisten auch einen Beitrag zur Gesamtpersönlichkeit des Menschen. Sie beherbergen die verschiedenen geistig-seelischen Kräfte des Menschen, die sich in seinem Verhalten, Denken und Fühlen widerspiegeln. Wenn wir also von Magen und Milz sprechen, ist damit immer der gesamte Funktionskreis gemeint, beziehungsweise das Lebensprinzip, das durch diese Organenergien verkörpert wird. Der Energiezustand der Organe hat eine unmittelbare Auswirkung auf den Gefühlszustand des Menschen und umgekehrt reagieren unsere Organe auf unsere Gefühle und Emotionen.

Den Organen sind die Meridiane zugeordnet, die den ganzen Körper mit Lebensenergie versorgen. Über diese Energiebahnen werden alle körperlichen, emotionalen und geistigen Funktionen gesteuert. Eine Behandlung der Meridiane und Akupressurpunkte wirkt sich daher auf den ganzen Funktionskreis aus.

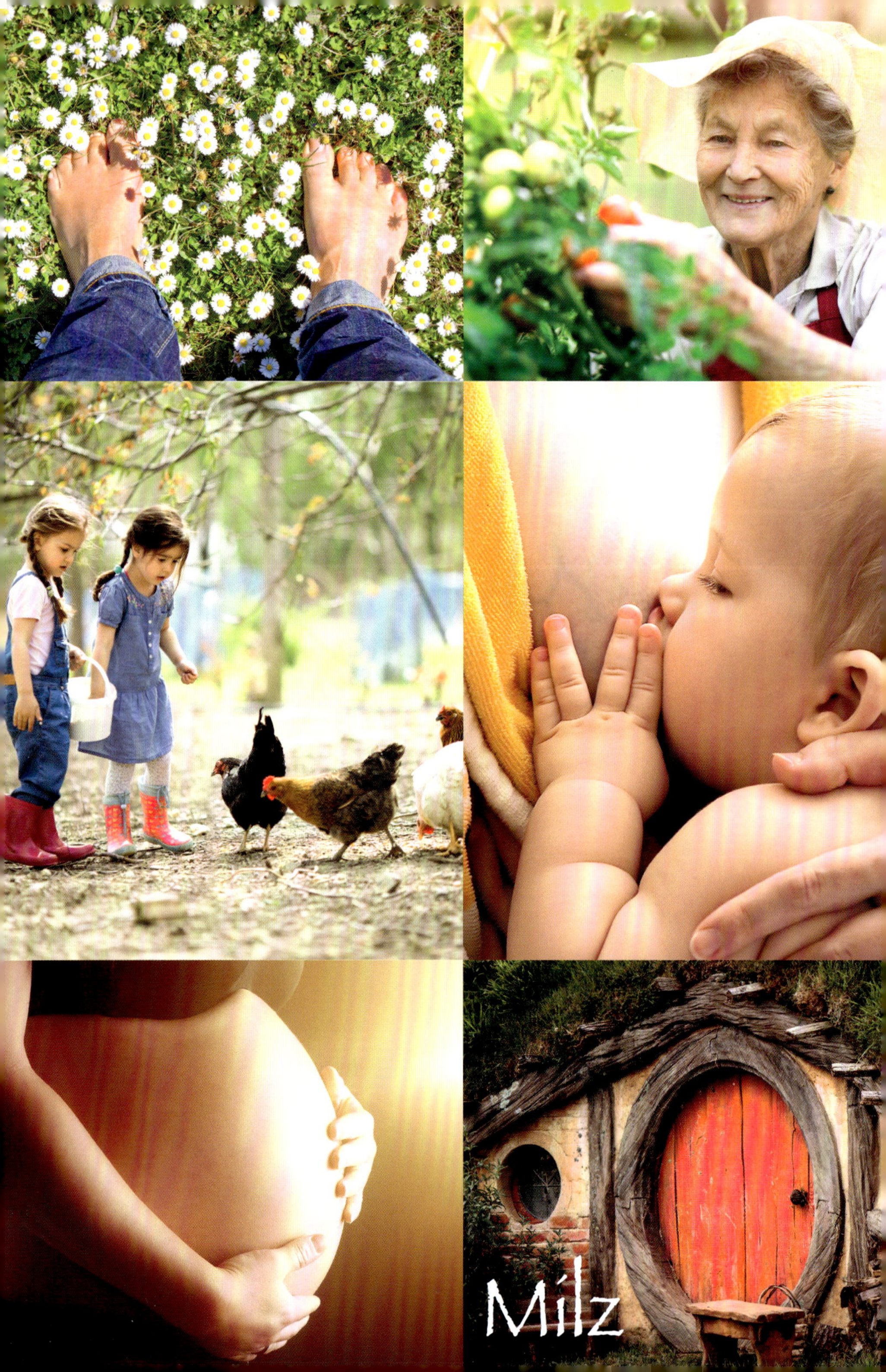
Milz

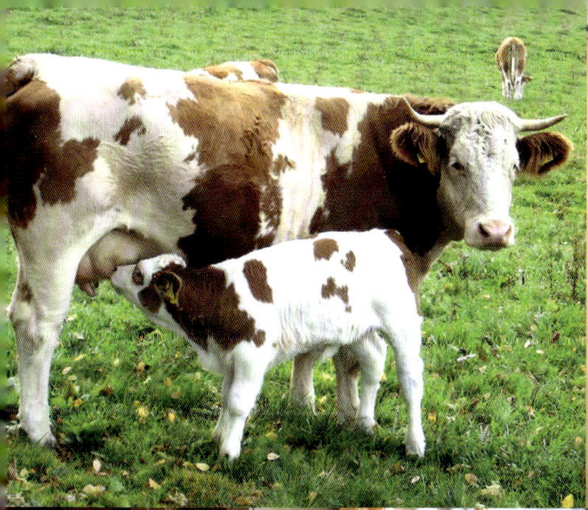
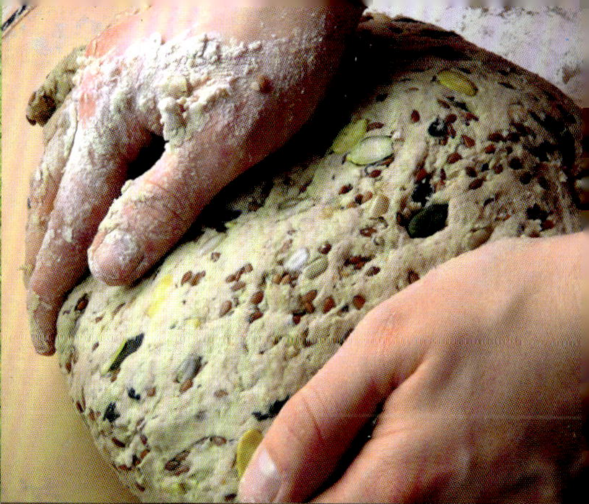
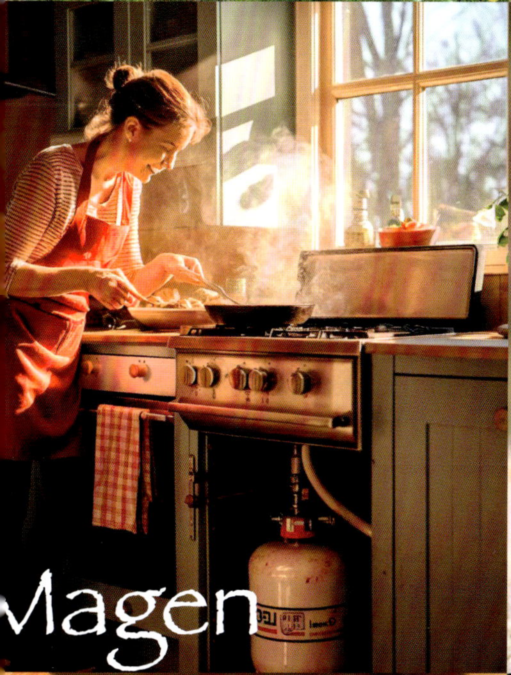
Magen
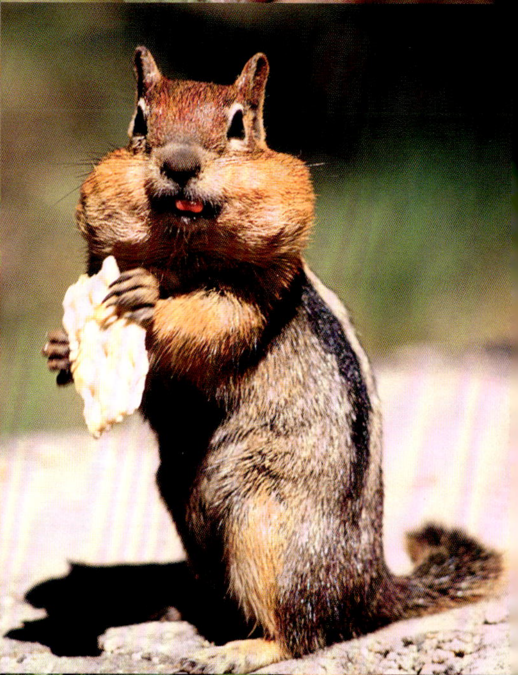
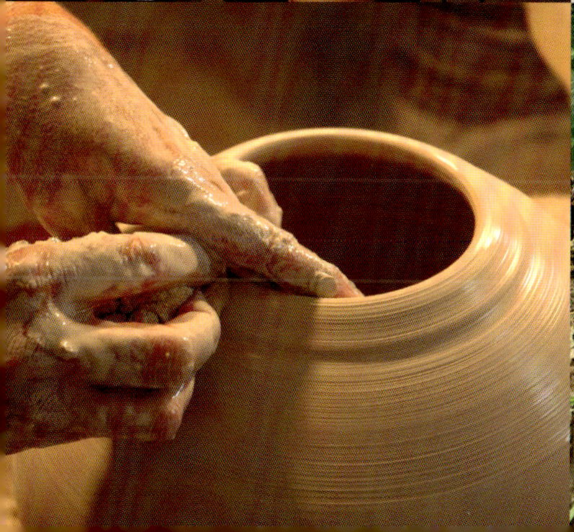
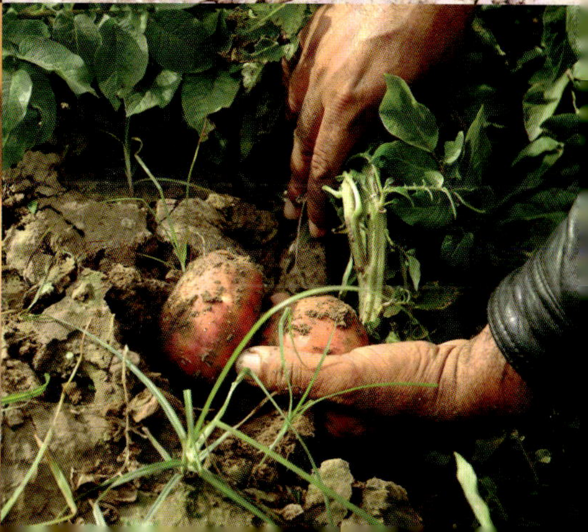

Der Magen
Die Welt in sich aufnehmen

Die Organe des Erde-Elements Magen und Milz werden zusammen als Mitte bezeichnet. Sie regieren über den Verdauungsprozess und sind für die Aufnahme und Verwertung von allem, was wir essen und trinken, zuständig. Der Magen* nimmt wie ein Beutel den vorgekauten und eingespeichelten Speisebrei auf, zerlegt ihn in kleinere Teile und bereitet ihn auf, damit die Milz daraus Energie gewinnen kann.

Unser Leben ist abhängig von einer kontinuierlichen Zufuhr von Essen. Der Magen ist dafür zuständig, uns satt zu machen. Mit seiner Kraft sind wir in der Lage, für uns selbst zu sorgen, uns am Buffett des Lebens das zu nehmen, was wir brauchen, und es uns einzuverleiben. Sowohl der Körper als auch der Geist benötigt Nahrung. Das erklärt die enorme Bedeutung des Magens und die Folgen, wenn er außer Balance geraten ist.

Das Verdauungsfeuer

Für die Transformation von Nahrung in Energie und Blut braucht es Wärme, das »Verdauungsfeuer«. Mit einem starken Feuer ist der Magen bereit, das Gegessene rasch und effizient zu verarbeiten. Das gelingt am besten, wenn der reinkommende Speisebrei gründlich durchgekaut, also mechanisch zerkleinert, eingespeichelt und vor allem warm ist. Mit einer gekochten Mahlzeit, die uns innerlich aufwärmt, erleichtern wir dem Magen seine Arbeit. Füttern wir ihn hingegen überwiegend mit Rohkost, Eis und

* Die Chinesische Medizin zählt den Zwölffingerdarm mit zur Magenenergie. In diesen Verdauungsabschnitten wird die Nahrung aufgeschlüsselt.

kalten Getränken, muss er erst einmal seine ganze Kraft aufbringen, um alles auf Körpertemperatur zu erwärmen. Der eigentliche Verdauungsprozess verläuft nun nicht mehr reibungslos, denn dafür fehlt es dann an Energie.

Das Verdauungsfeuer nimmt mit dem Älterwerden ab. Die Pizza am Abend, die wir in jungen Jahren noch problemlos verdauen konnten, liegt uns mit fünfzig schwer im Magen. Folge der schwächer werdenden Verbrennung und des verlangsamten Stoffwechsels ist eine Gewichtszunahme. Um die überflüssigen Pfunde wieder loszuwerden, braucht es Wärme. Daher ist eine Diät mit Joghurt und Salat wenig erfolgversprechend.

Appetit und Hunger

Appetit ist die Fähigkeit und die Bereitschaft, etwas aufzunehmen. Die Lust zu essen ist ein wichtiges Zeichen für Wohlbefinden. Mit einem starken Magen essen wir gerne und genießen es. Nach einer guten Mahlzeit fühlen wir uns nicht nur gesättigt und gestärkt, sondern auch zufrieden und ausgeglichen. Sie gibt uns für eine Weile ein angenehm-warmes Gefühl im Bauch und macht uns glücklich. Appetitlosigkeit oder das Gefühl, nicht zu wissen, was man gerne essen möchte, ist ein ernstzunehmendes Zeichen einer Erschöpfung der Erd-Energie. Sie kann bei alten Menschen auftreten oder nach Infektionskrankheiten, wenn wir sehr geschwächt sind.

Hunger ist der starke Impuls, Nahrung aufzunehmen. Es ist ein existenzielles Verlangen, das uns instinktiv nach etwas Essbarem suchen lässt. Das Loch im Bauch will gestopft werden. Ein leerer Magen macht uns leicht nervös. Dann gehen wir hinaus in die Welt, um zu jagen und »Beute zu machen«. Hunger verengt den Fokus: Unsere Gedanken sind jetzt nur noch auf das Essen ausgerichtet. Wie stark er uns treibt, merken wir, wenn wir ausgehungert einkaufen gehen. Er lässt uns mehr Lebensmittel zusammenraffen, als wir eigentlich brauchen. *Wirklich* hungrig, sind wir nicht wählerisch. Dann verschlingen wir manches, was wir normalerweise verschmähen würden. Anders als beim Appetit, mit dem wir uns von unseren Sinnen leiten lassen, geht es beim Hunger nur ums Sattwerden.

Die Kraft unseres Magens können wir überprüfen, indem wir für eine gewisse Zeit, Stunden oder auch Tage, auf feste Nahrung verzichten und fasten. Mit einer schwachen Magenenergie sind für uns längere Phasen des Nicht-Essens kaum erträglich. Nicht nur, dass wir schlechte Laune bekommen – Hunger kann uns sogar in Panik versetzen.

Geistig-seelischer Hunger

Hierzulande muss auf der körperlichen Ebene niemand hungern. Nahrungsmittel gibt es überall in Hülle und Fülle günstig zu kaufen. Was das angeht, leben wir in einem Schlaraffenland. Doch auch die Seele hat Hunger. Wir sehnen uns nicht nur nach gutem Essen, sondern auch nach Liebe, Zuwendung und Anerkennung. Ebenso braucht der Geist gutes Futter und möchte regelmäßig mit den richtigen Dingen befriedigt werden. Der Hunger des Intellekts zeigt sich in Wissbegierde.

Die Verdauungsfunktion des Magens bezieht die mentale, emotionale und spirituelle Nahrung mit ein. Damit ist alles gemeint, was uns nährt: Erlebnisse, Informationen, Erfahrungen, Gefühle. Jeglicher Input will verarbeitet werden, damit er für uns von Nutzen ist. Die Erde stellt uns vor die Aufgabe herauszufinden, was und wieviel an körperlicher und geistig-seelischer Nahrung wir wirklich brauchen, damit wir nur so viel aufnehmen, wie wir sinnvoll verarbeiten können. Dafür müssen wir die Aufmerksamkeit auf unseren Bauch lenken und nach innen lauschen.

Manchmal treibt uns ein unerfüllter Lebenshunger, der uns spüren lässt, dass uns etwas fehlt. Es ist das Gefühl, nicht genug oder nicht das Richtige zu bekommen. Ein Defizit auf emotionaler Ebene, ein Mangel an Aufmerksamkeit und Zuwendung ist schwer zu ertragen und wird oft auf der körperlichen Ebene mit der Zufuhr von Kohlenhydraten und Süßem ersetzt. Mitunter ist da ein verzweifeltes Verlangen nach Essen, als müsste ein riesiges Loch im Inneren gefüllt werden. Das ständige Naschen dient dann als Ersatz für andere Wünsche und Bedürfnisse und beruhigt aufgewühlte Gefühle im Oberbauch. Essen ist jederzeit verfügbar, während manch anderes Verlangen nicht so leicht befriedigt werden kann.

Doch wenn wir andauernd etwas konsumieren, das uns nicht wirklich nährt, wird unser Hunger nicht gestillt. Wir sind nun zwar voll oder auch übervoll, verspüren aber keine Sättigung.

Was brauchst du wirklich?

- Isst du gerne? Oder isst du zu viel oder ohne hungrig zu sein? Weißt du warum?
- Was brauchst du, um dich satt und zufrieden zu fühlen? Was nährt dich wirklich, welche Speisen, welche Orte, welche Menschen?
- Wie bekommst du von der Welt, was du brauchst? Was musst du dafür tun?
- Kannst du selbst dafür sorgen und dir nehmen, was du brauchst, oder bist du da abhängig von anderen?
- Welchen Nährwert haben die Speisen, Informationen und Impulse, die du aufnimmst?

Ohne Hungergefühl greifen wir zu etwas Essbarem und verschlingen es hastig, gerne auch nebenbei, ohne es bewusst wahrzunehmen.

Alle ungesunden Essgewohnheiten, fragwürdigen Diäten, Essstörungen wie Bulimie und Magersucht oder eine Suchtbeziehung zum Essen sind Zeichen, dass die Erde Unterstützung braucht.

Was uns auf den Magen schlägt

Es gibt zwei Ursachen für Magenbeschwerden: schwer verdauliche Speisen sowie eine geistig-emotionale Anspannung. Zu viele Sorgen und auch Frustration, Ärger und Leistungsdruck, die Emotionen des Holzelements, schlagen uns auf den Magen und nehmen uns den Appetit. Der Magen kann nur eins tun: das Essen verarbeiten oder die Emotionen. Mit Stress und angespannter Leberenergie hat er nicht mehr genügend Kraft, die Nahrung angemessen zu zerkleinern. Daher sollte es auch keine Diskussionen oder Streitgespräche während der Mahlzeiten geben.

Eine Qi-Stagnation führt zu einer Nahrungsstagnation, durch die das Essen ungewöhnlich lange wie ein Stein im Magen liegen bleibt. Das verursacht Völlegefühl und ein allgemeines Unwohlsein oder auch Schmerzen in der Magengegend, die sich anfühlen wie ein Knoten im Bauch. Sie verstärken sich, wenn wir von außen draufdrücken oder etwas essen. Selbst leichte Kost ist dann für uns schwer verdaulich.

Durch den Stau kann sich die Richtung der Magenenergie umkehren. Sie ist normalerweise abwärtsgerichtet und leitet den Speisebrei im Verdauungstrakt nach unten. Steigt sie hingegen nach oben, verursacht sie Sodbrennen, Mundgeruch, saures Aufstoßen oder gar Erbrechen. Dann wird uns alles zu viel und wir spüren: »Das kann ich nicht verdauen!«

Vom Leben überfordert

Mit einem kraftvollen Magen sind wir in der Lage, uns selbst zu ernähren. Wir sind unabhängig, auch finanziell, und warten nicht darauf, dass jemand kommt und uns versorgt. Ist die Magenenergie hingegen geschwächt, sind wir vom praktischen Alltag überfordert. Wir haben das Gefühl, dem Leben nicht gewachsen zu sein, und fühlen uns überwältigt. Uns wird alles zu viel: Wir meiden Herausforderungen, haben eine Scheu vor klaren Positionen und gehen Konflikten aus dem Weg.

Wir haben nur den Wunsch, uns um nichts kümmern zu müssen. Wir wollen keinen Aufwand betreiben, uns nicht mit Problemen auseinandersetzen. Dafür geben wir sogar unsere Selbstständigkeit auf. Um schwierige Situationen zu vermeiden, verweilen wir lieber in unserer Komfortzone. Größere »Brocken«, auch an Informationen, können oder wollen wir nicht verarbeiten. Wir verweigern neuen Input und »käuen« stattdessen alte Erinnerungen wieder. Auch was das Essen angeht, vermeiden wir größere Stücke wie Nüsse oder Kerne, die aufwendig zu kauen wären. Stattdessen bevorzugen wir Breikost, bei der nichts aufbereitet werden muss.

Die Neugier auf das Leben fehlt, wir schauen nicht über den Tellerrand. Wir geben uns mit dem zufrieden, was wir haben, auch wenn es uns nicht wirklich nährt und wir dabei unser Potenzial nicht ausschöpfen. Anstatt uns das zu nehmen, was wir brauchen, warten wir wie ein Bettler auf Almosen.

Die Milz
Nähren, Umsorgen, Behüten

Wenn hier von der Milz* die Rede ist, hat das nichts mit dem Organ zu tun, das mitunter nach einem Unfall oder einer Erkrankung entfernt wird. Es ist vielmehr ein Funktionskreis gemeint, der für die Ernährung des ganzen Körpers zuständig ist. Milz ist in der TCM der Überbegriff für die gesamte Verarbeitung von Nahrung, ihre Kraft zeigt sich in der Stärke des Verdauungssystems. Sie hat die Oberaufsicht über die Umwandlung der aufgenommenen Speisen in Energie, Blut und Körpersäfte und versorgt alle anderen Organe, sowohl energetisch als auch materiell. So wie die Küche das Versorgungszentrum in einem Haus ist, ist es die Milz im Organismus. Mit einer starken Milz fühlen wir uns gut genährt und wohl in unserem Körper.

Fürsorge und Mitgefühl

Auf allen Ebenen ausreichend versorgt, können wir uns auch um andere kümmern. Die Milz ist wie eine große Mutter, die für jeden Nahrung bereithält und sie aus einer inneren Fülle heraus verteilt. Sie vermittelt Geborgenheit und Akzeptanz und versüßt das Leben. Menschen mit einer starken Milz haben Freude am Geben. Als soziale Wesen fühlen sie sich einer Gruppe zugehörig, der Familie, dem Freundeskreis, dem Sportverein oder den Arbeitskollegen. Sie lieben das gesellige Miteinander und haben den Wunsch zu helfen, sei es durch Anteilnahme, körperlichen Einsatz oder finanzielle Mittel. Eine gegenseitige Unterstützung

* Die neben der Milz liegende Bauchspeicheldrüse wird in der TCM zum Funktionskreis Milz dazugerechnet.

ist für sie selbstverständlich. Bei alldem ruhen sie jedoch in sich selbst. Ihre Hilfsbereitschaft geht nicht über die eigenen Grenzen hinaus.

Um anderen Aufmerksamkeit zu schenken oder ihnen Nahrung und Obdach zu gewähren, müssen wir in der Lage sein, für uns selbst Sorge zu tragen und die eigenen Bedürfnisse zu berücksichtigen. Das bedeutet auch, uns unterstützen zu lassen, wenn wir Hilfe benötigen. Nur so haben wir die Kraft, um großzügig zu geben.

Die Beziehung zur Mutter

Ein harmonisches Zuhause im Kindesalter ist die Grundlage für die Entwicklung einer starken Erde. Von zentraler Bedeutung ist dabei die Beziehung zur Mutter. In den neun Monaten im Mutterleib waren wir über die Nabelschnur in unserer Körpermitte mit ihr verbunden. Nach der Geburt wurden wir von ihrer Milch und ihren zärtlichen Berührungen genährt. Für unser leibliches und seelisches Wohl waren wir ganz auf unsere Mutter oder eine mütterliche Bezugsperson angewiesen. Die Beziehung zu ihr, insbesondere in den ersten Lebensjahren, beeinflusst nachhaltig die Kraft unserer Milz.

Die Gewissheit, dass immer jemand da war, wenn wir Zuwendung und Trost brauchten, gab uns Sicherhalt, Schutz und Halt. Mit dem Gefühl, angenommen und geborgen zu sein, haben wir erfahren, dass wir es verdienen, genährt zu werden. Daraus hat sich später der Mut entwickelt, uns auszuprobieren und eigene Wege zu gehen. So sind wir zu einem unabhängigen Menschen herangewachsen, der seine Bedürfnisse selbst erfüllen oder aber um Unterstützung bitten kann, wenn er welche braucht – und der sich dort, wo er gerade ist, zuhause und willkommen fühlt.

Heimweh

Um uns auch in einer fremden Umgebung wohlzufühlen, braucht es eine starke Milz. Ein unregelmäßiges Leben, bei dem wir viel auf Reisen sind, oder ein häufiger Wohnungswechsel, besonders in der Kindheit, belastet die Erde. Es kann den Eindruck hinterlassen, nirgendwo wirklich zuhause zu sein, oder das Gefühl geben, ein Fremder zu sein und nicht dazuzugehören. So entsteht Heimweh, die Sehnsucht und Suche nach einem Zuhause: »Alles Weh ist Heimweh«.

Wer sich in seinem Leben oft halt- und heimatlos gefühlt hat, mag seinen einmal gefundenen vertrauten Ort, den »heimeligen Herd«, nicht gern verlassen. Er bleibt lieber bei dem, was er kennt, und legt großen Wert darauf, ein geregeltes Leben zu führen. Sein tiefes Verlangen nach Stabilität und Beständigkeit lässt ihn an Routinen festhalten.

PRAXISTIPP

Ein Zuhause

Die Sehnsucht, nach Hause zu kommen, ist das tiefe Verlangen, in unserer Mitte zu ruhen. Solange wir jedoch nicht in uns selbst zuhause sind, kann es hilfreich sein, es zunächst außerhalb von uns zu erschaffen. Indem wir einen Platz zum Leben finden, sesshaft werden und ein behagliches, schützendes Heim einrichten, stärken wir unsere Erde. Ein gemütliches Nest gibt uns ein Gefühl von Sicherheit und Geborgenheit. Mit der Gewissheit, immer wieder hierher zurückkehren zu können, sind wir auch auf Reisen und bei wechselnden Aufenthaltsorten in der Lage, uns wohlzufühlen und zu entspannen.

Das Loch im Inneren

Wer in seiner frühen Kindheit nicht genügend mütterliche Zuwendung erhalten hat, wer übersehen, vernachlässigt oder verlassen wurde, wird Schwierigkeiten haben eine innere Stabilität aufzubauen. Durch den Mangel an körperlicher Nähe, Zuwendung und Zärtlichkeit entsteht ein Gefühl der Entbehrung. Das kann sich anfühlen wie ein Loch im Innern. Ein Mensch, der als Baby kaum in den Arm genommen und gestreichelt wurde, trägt später ein Defizit mit sich, das ihn unsicher macht. Er hat nicht gelernt, für sich selbst zu sorgen, und ist hungrig nach Zuspruch und Sympathie. Das Gefühl von wirklicher Zufriedenheit fehlt, stattdessen entwickelt sich ein starkes Verlangen, emotional und auch körperlich unterstützt zu werden.

Aus dieser großen Bedürftigkeit und Sehnsucht nach Zuwendung kann sich eine ungesunde Abhängigkeit entwickeln, die mit der Angst verbunden ist, verlassen zu werden. Das führt dazu, dass der Mensch an unguten Beziehungen oder Arbeitssituationen festhält. Weil ihm der Boden unter den Füßen fehlt, klammert er sich an alles, was ihm Halt geben könnte. Im Extremfall ist er völlig hilflos und kann ohne äußere Unterstützung und Bestätigung nicht funktionieren. Es scheint so, als würde er eine leere Bettlerschale mit sich herumtragen und immerzu sagen oder denken: »Ich brauche ...«. Wird sein Verlangen nicht befriedigt, entsteht daraus ein selbstmitleidiges »Niemand kümmert sich um mich«. Doch die einzige Unterstützung, die er von außen braucht, ist jemand, der ihm Möglichkeiten aufzeigt, sich zu erden und seine eigene Mitte zu finden.

Vielleicht versucht er aber auch seine Bedürftigkeit zu unterdrücken, weil er sich dafür schämt oder weil er der Meinung ist, er sollte für sich selbst sorgen können. Dann hat er Schwierigkeiten, Hilfe anzunehmen, und es fällt ihm schwer, Mitgefühl von anderen auszuhalten. Doch das darunter liegende Gefühl etwas zu brauchen, das Loch im Inneren, bleibt erhalten. Oft verkehrt sich das emotionale Verlangen in eine Begierde nach Essen. Dann wird der Verzehr von Kohlenhydraten, Pizza, Nudeln oder Brot zu einer Ersatzbefriedigung und dient als Trost. Wem die Süße der Erde, das Gefühl, angenommen und verstanden zu werden, fehlt, wird oft süchtig nach Süßigkeiten. Vollgestopft mit Zucker, muss er dann die innere Leere nicht mehr fühlen. Der angefutterte »Kummerspeck«, der nichts und niemanden durchzulassen scheint, gibt ein falsches Gefühl von Sicherheit.

ERFORSCHUNG

Beziehung zur Mutter und dein Zuhause

- Wie ist dein Verhältnis zu deiner Mutter? Kannst du ihr entspannt begegnen oder spürst du in ihrer Nähe eine emotionale Ladung?
- Sehnst du dich manchmal nach ihr oder nach einer mütterlichen Person, die dich umsorgt und verwöhnt?
- Wann fühlst du dich rundum geborgen?
- Welche Bedingungen müssen erfüllt sein, damit du das erlebst?
- Kannst du für andere sorgen? Wie sorgst du für dich selbst?
- In welchen Momenten hast du das Gefühl, zuhause zu sein?
- Was braucht es, damit ein Ort, eine Situation zu deinem Zuhause werden? Wie wichtig ist ein Zuhause für dich?
- Wann verlierst du dieses Gefühl? Wie entfernst du dich von deinem Zuhause?

Überfürsorge – Des »Guten« zu viel

Bedürftigkeit kann sich auch in dem Wunsch zeigen, gebraucht zu werden. Dann geben wir, um etwas zu bekommen. Aus einer liebevollen Unterstützung entwickelt sich eine erdrückende Überfürsorge. Das Bedürfnis, andere zu bemuttern, kann zwanghafte Züge annehmen und zu einer Belästigung der Liebesobjekte werden. In dem Bestreben, Familienmitglieder oder Freunde an sich zu binden, werden sie mit einer klebrigen Süße umklammert, die sie in ihrer Entwicklung einschränkt.

Ein Kind, das ständig auf zuckersüße Weise behütet und umsorgt wird, bekommt nicht genügend Raum, um auf natürliche Art zu wachsen. Jeglicher Freiheitsimpuls wird im Keim erstickt, was dazu führt, dass es sich nicht abnabelt, um schließlich eigene Wege zu gehen. Wie bei einer Pflanze, die übermäßig gegossen und gedüngt wird, ist auch für Menschen und Tiere ein Zuviel an Fürsorge schädlich.

Diese übermächtige Erde, die alles unter ihrem Gewicht begräbt, finden wir bei Menschen mit einem Helferkomplex. Mit übertriebenem Mitgefühl erklären sie andere zu ihrem Lebensmittelpunkt, versuchen deren Probleme zu lösen und mischen sich in alles ein. All das geschieht aus einem Mangel heraus, oft bis zur Erschöpfung. Sie können nicht Nein sagen, opfern sich auf und vernachlässigen die eigenen Wünsche und Bedürfnisse. Es bleibt einfach keine Zeit, sich um sich selbst zu kümmern. Das Bestreben, zu helfen, mag wie eine christliche Tugend aussehen, doch es wird etwas dafür zurückverlangt: die Bestätigung, gebraucht zu werden.

Eine starke Mitte – Geerdet und zentriert

Mit einer starken Milz sind wir gut verwurzelt und stehen mit beiden Beinen im Leben. Geerdet sein bedeutet einen Mittelpunkt zu haben, aus dem heraus wir handeln. Hier finden wir Sicherheit und Stabilität, ohne uns dafür anstrengen zu müssen. Wir verfügen über einen inneren Halt und haben ein gutes Bauchgefühl. Im Spiel der Kräfte des Lebens bleiben wir ausgeglichen und gelassen. Wie ein Fels in der Brandung lassen wir uns selbst in herausfordernden Zeiten nicht aus der Ruhe bringen.

Nach Hause kommen – Einfach sein

Die Mitte zu finden ist eine Rückkehr zur Quelle. Indem wir uns nach innen wenden, bewegt sich die Energie zum Zentrum und wir kommen nach Hause. Hier gibt es nichts zu tun, nichts zu erreichen, wir sind einfach da. Wie ein in seiner Mitte ruhender Buddha sind wir gelassen und gleichzeitig präsent, in großer Verbundenheit mit uns selbst und darüber mit anderen. Wir erleben »göttlichen Gleichmut«*, ein Gefühl, das entsteht, wenn wir uns so annehmen, wie wir sind. Es ist eine wohlige Zufriedenheit, wie nach einer guten Mahlzeit, die uns auf allen Ebenen genährt hat.

Zentrierung verankert uns im Körper und bringt uns in direkten Kontakt mit der gegenwärtigen Realität. Gut geerdet haben wir einen kühlen Kopf und warme Füße. Wir fühlen uns stabil, ruhen in uns und bewahren eine ruhige Unaufgeregtheit. Mit den Füßen auf der Erde sind wir verbunden mit den Tatsachen des Lebens. Eine starke Mitte schenkt uns eine gut funktionierende Verdauung, einen kräftigen Körper, ein starkes Immunsystem, ein hohes Energieniveau und einen friedvollen Geist. Sie ist wie

* Der Akupressurpunkt Magen 36 trägt den Beinamen »Göttlicher Gleichmut«. Es ist der Erdpunkt auf dem Magenmeridian.

ein festes Band, das den Geist von Ablenkung befreit, sodass wir nicht von einer Gedankenflut weggetragen werden.

Je tiefer der Schwerpunkt eines Gegenstands, desto stabiler das Gleichgewicht. Das gilt auch für uns Menschen. Wer in seiner Mitte ruht, wird nicht so leicht aus seiner Balance gebracht, auch seelisch nicht. Das viele Denken hingegen verlagert den energetischen Schwerpunkt vom Bauch nach oben in den Kopf. Wir werden »kopflastig«, und das macht uns instabil und unbeständig. Schon durch einen kleinen Anlass geraten wir aus dem Gleichgewicht und können leicht umgehauen werden. Wir sind körperlich und seelisch labil und haben mitunter das Gefühl, neben uns zu stehen. Statt einer kraftvollen Mitte verspüren wir dort eine große Leere.

Erdung

- Bist du gut geerdet? Oder fühlst du dich eher unsicher und stehst auf wackeligen Beinen?
- In welchen Momenten spürst du eine Verbindung zur Kraft der Erde?
- Hast du schon mal erlebt, in deiner Mitte zu ruhen? Wie hat sich das angefühlt?
- Wer oder was gibt dir Halt in deinem Leben?
- Was unterstützt dich dabei, deine Mitte zu finden?

Körperbewusstsein, Körpergefühl

Über die Milz und die Verbindung zur Erde entwickeln wir eine wohlwollende Beziehung zu unserem Körper. Ihm mit Freundlichkeit zu begegnen und gut für ihn zu sorgen, bringt uns in den Moment. Indem wir seine Lebendigkeit wahrnehmen, nimmt

PRAXISTIPP

Das Hara stärken – Atmen in den Bauch

Durch eine tiefe Atmung in den Bauch wird das Zentrum der Lebensenergie berührt, das sich etwa zwei Daumenbreit unterhalb des Nabels im Inneren des Unterbauchs befindet (siehe S. 49). Wenn du über die Atmung bewusst mit diesem Kraftzentrum in Kontakt trittst, wird die »Quelle des Lebens« auf natürliche Weise mit Energie gefüllt. Dadurch fühlst du dich körperlich und gefühlsmäßig zentriert und empfindest dich als Teil einer größeren Kraft. Die Hara-Atmung stimuliert das parasympathische Nervensystem, das den Körper entspannt. Sie ist eine großartige Übung, um Emotionen zu besänftigen, Frieden im Geist zu finden und den Körper zu entspannen. Gleichzeitig baut sie Energie auf, wirkt erfrischend und stärkt die Entschlossenheit, Schwierigkeiten entgegenzutreten.

Setze dich auf einen Stuhl oder ein Kissen am Boden, oder lege dich auf den Rücken und stelle die Füße auf. Lasse deinen Atem normal fließen, bringe die Arme und Hände in eine Position, in der die Schultern entspannen können, und lasse den Unterkiefer los. Schließe die Augen und richte deine Aufmerksamkeit auf deinen Unterbauch. Wenn Gedanken kommen, lasse sie vorüberziehen wie die Wolken am Himmel. Fühle wie dein Bauch mit dem Einatmen expandiert und mit dem Ausatmen entspannt.

Nun atme langsam und sanft durch die Nase ein und zähle dabei bis fünf. Erlaube deinem Bauch sich auszudehnen. Visualisiere, wie die im Atem enthaltene Lebensenergie zu deinem Hara hinabsteigt und deine Kraftquelle auffüllt. Für diese Abwärtsbewegung kannst du dir vorstellen, ein Gefäß mit Wasser zu füllen: Das Wasser geht zuerst zum

Boden. Das steht im Gegensatz zu der Atmung in Zeiten von Stress und heftigen Emotionen. Dann neigen wir dazu, die Lungen mit einer Aufwärtsbewegung mit Atemluft zu füllen, wodurch die Energie in Nacken und Schultern stecken bleibt und dort zu Verspannungen führt.

Nach dem Einatmen halte die Energie im Hara und zähle langsam bis fünf. Achte darauf, dass du dich in dieser Phase nicht anspannst und das Luftanhalten erzwingst. Es braucht dabei keine körperliche Anstrengung, nur deine Aufmerksamkeit im Hara. Stelle dir vor, dass sich hier deine Energie sammelt. Sollte diese Phase des Anhaltens und Speicherns Spannungen in dir verursachen, kannst du sie auch verkürzen. Zähle nur bis zwei oder drei oder lasse sie ganz aus und konzentriere dich nur auf das Ein- und Ausatmen. Bleibe dabei locker, entspannt und durchlässig. Wenn dir das leicht fällt, kannst du schrittweise das Luftanhalten dazunehmen. Dann atme langsam und ruhig durch den Mund aus. Bleibe mit deiner Aufmerksamkeit im Hara und lasse deinen Bauch sich entspannen.

Das Hara wirklich zu spüren, braucht einige Zeit, daher ist es empfehlenswert, die Hara-Atmung regelmäßig, möglichst täglich für 10–15 Minuten zu praktizieren. Das wird dich mehr und mehr entspannen, nicht nur körperlich, sondern auch gefühlsmäßig. Vielleicht wird sich von deiner Mitte aus Wärme im ganzen Körper ausbreiten und du empfindest Frieden im Geist. Wenn deine Energiereserven schwach sind, magst du nach dieser Meditation vielleicht ein wenig schlafen. Dann lasse es zu. Irgendwann wird sich die Hara-Atmung ganz natürlich anfühlen. Hat sich der Rhythmus einmal eingespielt, kannst du mit dem Zählen aufhören.

ERFORSCHUNG

Beziehung zu deinem Körper

- Wie siehst du deinen Körper? Was schätzt du an ihm? Was lehnst du an ihm ab? Hältst du dich für zu dick? Für zu dünn?
- Fühlst du dich in deinem Körper wohl und zuhause? Kannst du ihm liebevolle Aufmerksamkeit zukommen lassen?
- Spüre in deinen Körper hinein. Womit kannst du ihn unterstützen? Welche Nahrung und welche Körperübungen tun ihm gut?

das Geplapper unseres Verstandes ab. Körperliche Betätigung, Sport und insbesondere Berührung sind die wichtigsten Schlüssel, um den Körper zu fühlen. Durch Liebkosen, Streicheln und Massieren nehmen wir einen sinnlichen Kontakt mit ihm auf. Vor allem für Babys und Kleinkinder ist absichtslose Berührung eine nährende Kraft und ein essenzielles Grundbedürfnis.

Oft haben wir verlernt, unseren Körper zu spüren und auf seine Bedürfnisse zu achten. Durch Kopflastigkeit, das viele Denken und Grübeln, nehmen wir ihn kaum noch wahr. Doch ein übervoller Gedankenapparat und ein automatisch funktionierender Körper sind sicher kein Schlüssel zur Freude. Dann hören wir nicht auf unseren Körper und behandeln ihn schlecht. Wir nehmen sogar chronische Verspannungen in Kauf, obwohl es uns große Anstrengung kostet. Vielleicht finden wir ihn sogar hässlich, zu dick oder zu dünn und betrachten ihn als Feind. Das hat häufig gesundheitsgefährdende Diäten und Essstörungen zur Folge.

PRAXISTIPP

»Dein Körper ist dein Freund«

»Dich an die vergessene Sprache erinnern, mit deinem Körper zu sprechen« ist der Name einer geführten Meditation. In einer leichten Trance, die Entspannung und Wachsamkeit verbindet, wirst du dazu eingeladen, mit deinem Körper Freundschaft zu schließen. Du sprichst zu ihm: »Ich möchte dir näher kommen und dein Freund sein. Ich habe nie daran gedacht, dass du all die Jahre für mich gearbeitet hast – und ich habe nie Danke gesagt. Gibt es da irgendetwas, was ich für dich besser tun kann in der Zukunft?« Nun lausche, was dein Körper dir zu sagen hat. Und nachdem du seine Botschaften vernommen hast, sage »Danke«. Der indische Mystiker Osho entwickelte diese Meditation kurz vor seinem Tod, als sein Körper schon sehr schwach und krank war.

Mutter Erde

In zahlreichen Kulturen wird die Erde als Mutter, als eine mächtige und lebensspendende Kraft angesehen. Indigene Völker verehren sie oft als Göttin der Fruchtbarkeit und als Symbol für Weiblichkeit.

Alles, was wir essen, ist aus der Erde gewachsen. Ihre Früchte nähren uns genauso wie eine Mutter es im Idealfall tut. Mutter Erde ist der Boden unter unseren Füßen, der uns Halt gibt, und ist gleichzeitig die unmittelbare Verbindung zum Universum. In unserer berührungsarmen und naturentfremdeten Gesellschaft verlieren wir jedoch den Kontakt zur Mutter Erde. Die Folge ist ein Raubbau, sowohl an unserem Planeten als auch an uns selbst. Die Stärkung von Milz und Magen lässt uns wieder eine Beziehung zur Erde aufnehmen.

Denken, Nachdenken, Grübeln

Die Milz regiert nicht nur über die Verdauung der aufgenommenen Nahrung, sondern auch über die Verarbeitung geistiger Inhalte. Mit einer starken Milz können wir klar, effektiv und praktisch denken, uns etwas merken, aufmerksam zuhören und uns hinterher genau daran erinnern. Wir sind fähig, neue Informationen aufzunehmen, und verfügen über eine große Kapazität, sie zu verwerten: In dem mentalen Verdauungsprozess werden sie sortiert, bewertet und schließlich »einverleibt« oder aber verworfen. Wir sind in der Lage, unseren Verstand zu gebrauchen, zum Lernen und Studieren, zum Überlegen oder für ein nachdenkliches Betrachten. Auf diese Weise sammeln wir nicht einfach nur Informationen, sondern verstehen ihre tiefere Bedeutung. Verstehen bedeutet verdauen.

Das daraus gewonnene Wissen können wir dann im alltäglichen Leben in die Praxis umsetzen. Die Erde schenkt uns eine praktische Intelligenz, ein handlungsorientiertes Denken. Ist sie im Ungleichgewicht, fehlt der Bezug zur greifbaren Realität. Die Gedanken führen nicht zu Taten, sondern kreisen im Kopf.

Körperliche oder geistige Verdauung?

Sowohl für die mentalen Prozesse als auch für die Verarbeitung der Nahrung braucht es Energie. Wird ein Großteil davon für Denken und Studieren aufgewendet, fehlt sie im Verdauungstrakt. Bei einer anstrengenden geistigen Arbeit und intensivem Lernen brauchen Milz und Magen ihre ganze Kraft, um alles zu verarbeiten. Steht beruflich das Auswerten von Informationen im Vordergrund, sind die beiden Organe sehr gefordert und werden häufig überstrapaziert. Dann geht uns der Appetit verloren oder die aufgenommenen Speisen liegen schwer im Magen.

Bewusstes Gehen und Zen-Meditation im Gehen

Bewusstes Gehen verbindet dich bei jedem Schritt mit der Kraft der Erde. Es bringt die Energie vom Kopf zurück in die Füße, die Beine und den Bauch und beruhigt den Geist.

Anstatt deinen nächsten Fußweg per »Autopilot« zurückzulegen und beim Gehen an alles Mögliche zu denken, richte deine Aufmerksamkeit auf deine Füße und verlangsame deine Schritte. So wird Gehen zu einer Meditation.

In der Zen-Meditation Kinhin bewegst du dich im Zeitlupentempo und nimmst jeden Aspekt ganz bewusst wahr. Du setzt eine Ferse auf und rollst dann behutsam den Fuß ab, während du dein Gewicht gleichmäßig und fließend nach vorne verlagerst. Es folgt der andere Fuß, den du genauso achtsam aufsetzt und abrollst. Deine Haltung ist dabei aufrecht, Schultern und Arme sind locker. Auch im Gesicht lass alle Anspannung los. Den Kopf neige leicht nach unten, wodurch dein Nacken lang gestreckt wird. Dein Blick ist weich, etwa zwei Meter vor dich auf den Boden gerichtet. Dein Atem fließt ruhig und gleichmäßig durch die Nase ein und aus. Vielleicht ergibt es sich, dass Atmung und Bewegung synchron verlaufen, sodass du beispielsweise mit einem Schritt einatmest und mit dem nächsten Schritt ausatmest. Nimm dir für die Meditation mindestens zehn Minuten Zeit.

PRAXISTIPP

Umgekehrt kennen wir es auch: Mit schwerem Essen vollgestopft ist unser Denkvermögen eingeschränkt und uns fällt das Lernen schwer. Wir brauchen alle Kraft für die Verarbeitung der Nahrung und sind weder für mentale Höhenflüge bereit, noch haben wir einen klaren Geist für die Meditation. Ein voller

Bauch studiert nicht gerne – und meditieren mag er auch nicht. Damit wir bei einem Meditationsretreat Entspannung und Leichtigkeit erleben und nicht Trägheit und Schwere, sollte es hier keine üppigen Mahlzeiten geben.

Dass die Fähigkeit, sich zu konzentrieren, eng mit Ernährung und Verdauung verknüpft ist, sieht man schon bei Kindern, die viele Süßigkeiten essen und reichlich Soft- und Milchgetränke konsumieren. Durch das Übermaß an Milchprodukten und Zucker wird ihre Mitte »aufgeweicht«. Dann stehen sie da mit offenem Mund, der Sabber fließt, und sie haben nichts verstanden. Ihre Wahrnehmung ist verlangsamt. Geistesabwesend, mit verträumtem Blick, fällt es ihnen schwer, Informationen zusammenzuführen und zu einem Ergebnis zu kommen.

Mentale Regentschaft – Denken statt Fühlen

In unserer Gesellschaft ist ein übersteigertes, mitunter exzessives Denken weit verbreitet. Alles wird durchdacht und bedacht, es ist ein ewiges Vor- und Nachdenken. Der Geist ist mit einem ständigen inneren Monolog beschäftigt, die Gedanken wiederholen sich, wie bei einer Schallplatte, die hängengeblieben ist. Es werden immer wieder die gleichen Probleme gewälzt, ohne jedoch eine Schlussfolgerung daraus zu ziehen und eine Lösung zu finden. Es wird »wiedergekäut«, was geschehen ist, was jemand gesagt oder getan hat.

Dieses übermäßige Denken stellt sich dem Sein in den Weg und führt zu einem Mangel an Spontanität, denn der Mensch sinniert und grübelt, bevor er etwas sagt oder tut. Alles spielt sich im Kopf ab, nicht im wahren Leben. Diese anhaltende mentale Beschäftigung ohne Ausgleich für Leib und Sinne belastet die Milz. Wenn wir denken, statt zu fühlen, entfernen sich Körper und Geist voneinander.

»Monkey Mind« und der »zerstreute Professor«

Mit einer geschwächten Milz wird die Aufmerksamkeit leicht vom Strom der Gedanken mitgerissen und es entsteht ein geistig-mentales Durcheinander. Dann sind wir zerstreut, und es fällt uns schwer uns zu konzentrieren und die Gedanken zu ordnen. Sie sind ohne Ausrichtung, verselbstständigen sich und schweifen ziellos umher, wie Affen, die ständig von einem Ast zum anderen springen*. Wenn die gegenwärtige Präsenz in den Gedankenspiralen verloren geht, führt das zu einem »spleenigen«** Verhalten. Das kann sich darin zeigen, dass wir wiederholt überprüfen, ob wir das Bügeleisen ausgestellt und die Haustür abgeschlossen haben, oder eine Treppe heruntergehen und uns unten fragen, was wir hier eigentlich wollten.

Auch der »zerstreute Professor« ist ein Beispiel für eine angeschlagene Milz. Er »brütet« über seinem Spezialgebiet und ist so in Gedanken versunken, dass er nicht mehr mitbekommt, was um ihn herum vorgeht. Sein Geist entfernt sich vom momentanen Augenblick, wodurch er die praktischen, alltäglichen Dinge aus den Augen verliert, die Bedürfnisse des Körpers vernachlässigt und ständig etwas vergisst. Diese obsessive Konzentration auf ein Thema kann zu einem Zustand führen, der sich wie ein Knoten im Kopf anfühlt und Blähungen verursacht.

Von Sorgen und zwanghaftem Grübeln

Satt und zufrieden machen wir uns keine Sorgen. Ist jedoch unsere Grundversorgung infrage gestellt, sind Nahrung und Obdach bedroht und wir selbst oder unsere Lieben in Gefahr, haben Sorgen ihre Berechtigung. Mit einem Problem konfrontiert, lassen sie uns nach einer Lösung suchen. Etwa angesichts einer drohenden Missernte kann Besorgtheit dazu führen, dass wir

* Diesen Zustand bezeichnet man in Indien als »Monkey Mind«.
** Spleen ist das englische Wort für Milz.

eine vernünftige Vorsorge betreiben und präventiv Schritte in die Wege leiten. Wir wenden unsere Aufmerksamkeit der Sache zu und setzen uns mit ihr auseinander. Wir überlegen, welche Maßnahmen zu ergreifen sind, damit es nicht so schlimm wird, wie es zunächst aussieht. Durch Nachdenken und Prüfen entwickeln wir Möglichkeiten zur Änderung oder Abhilfe.

Übertriebene Besorgtheit ist jedoch unnötig und sogar schädlich, vor allem für die Milz. Anstatt alles sinnvoll abzuwägen, wird es vergeblich hin und her gewälzt. So finden wir zu keiner Lösung, die Taten folgen lässt. Wir sinnieren so lange über die Probleme des Lebens, bis es uns so vorkommt, das Leben selbst sei ein Problem. Das macht uns verdrießlich und verbohrt.

Grübeln lässt die Energie stagnieren und verursacht eine »mentale Verstopfung«. Die Energie, die im Kopf feststeckt, fehlt in der Mitte. Langfristig wird dadurch die Verdauung verlangsamt und die Fähigkeit einschränkt, Nahrung zu transformieren*. Ein exzessives sorgenvolles Nachdenken verursacht Verspannungen, vor allem im Oberbauch und im Nacken, und erschöpft nicht nur körperlich, sondern auch geistig. Daher können sich Menschen, die zwanghaft ihren Gedanken nachhängen, nur schwer konzentrieren. Im Gegensatz zur aufmerksamen Konzentration, bei der wir fokussiert an einer Sache arbeiten, führt Grübeln zu gedanklichem Ballast.

Grübeln bereitet viel Kummer und doch ist es eine weitverbreitete Angewohnheit. Wir haben dabei vielleicht die Illusion, eine sinnvolle Tätigkeit auszuüben, mit der wir unsere Probleme angehen und bearbeiten können. Doch es bleiben unproduktive Gedanken, die zu keinem Ergebnis führen, denn sie drehen sich im Kreis. So kann niemals eine Veränderung der Situation eingeleitet werden.

---

* Peter Mandel, der Erfinder der Farbpunktur, hat solche Menschen als »Grübler mit dem Gasbauch« bezeichnet.

Beim Grübeln ist der Blick auf das Ganze verstellt. Anstatt die Dinge in einem größeren Zusammenhang zu betrachten, sind wir nur auf das »Problem« fixiert. Gefangen im Gedankenkarussel, beschäftigen wir uns eingehend mit der Frage nach dem »Warum ich ...?« und kauen darauf herum wie ein Hund auf seinem Knochen. Oder wir gehen gedanklich immer wieder die Möglichkeiten durch, was alles passieren könnte, und stellen uns Schreckensszenarien von Gefahren und Schwierigkeiten vor. Wenn das Objekt der Sorge im Körper liegt, kann das zu einer hypochondrischen Übertreibung der Symptome führen und die Vorstellung, krank zu sein, fördern. So wird aus einem Maulwurfshügel ein riesiger Berg und die chronische Besorgtheit zu einer selbst auferlegten Qual.

Um übermäßige Sorgen in den Griff zu bekommen, müssen wir vom Kopf zurück in den Bauch, vom Denken zum Fühlen und Tun. Eine bewusste Verbindung mit dem Körper kann die endlosen Gedankenketten durchbrechen. Praktisches Handeln bringt uns zurück in die Realität. Das Erwachen der Sinne kann uns das Gefühl geben, wirklich *da* zu sein und in der Gegenwart anzukommen. Auch Aufenthalte in der Natur sind ein Gegenmittel für eine Überaktivität des Kopfes.

Schwelgen in Erinnerungen

Mit einer geschwächten Milz wiederholen wir das Altbekannte und halten an Eindrücken fest. Wir schwelgen in Erinnerungen und spulen sie ständig vor dem inneren Auge ab. Bestimmte Begebenheiten gehen wir immer wieder durch, ob nun schöne oder auch negative. Es ist so, als schauten wir uns wieder und wieder den gleichen Film an.

Sich an die Vergangenheit zu erinnern und über zurückliegende Episoden mit der Familie oder Freunden zu reden und zu lachen kann Spaß machen. Und ein Nachsinnen und Nachdenken über das Gewesene, vielleicht festgehalten in einem Tagebuch, kann ein wichtiger Teil der Selbstreflexion sein, bei der wir durch Erfahrung lernen. Auch in der Psychotherapie ist das Wiedereintreten in die vergangene Welt von großer Bedeutung. Doch nur wenn die Rückführung in die Historie mit tiefen Gefühlen und Einsichten verbunden ist, kann dadurch eine Transformation geschehen. Sonst bleibt das Wiederaufwärmen von dem, was einst geschehen ist, ein zwanghaftes Wiederkäuen.

Ein fruchtloses Brüten über die Vergangenheit, über das, was hätte geschehen können oder nicht geschehen ist, stört die Ver-

PRAXISTIPP

Konzentration und Achtsamkeit

Den Fokus auf eine bestimmte Aufgabe zu richten, kann helfen, sich zu zentrieren. Damit ist nicht die stundenlange Arbeit am PC gemeint, sondern Übungen oder Künste, bei denen die Wahrnehmung gebündelt wird, wie beim Jonglieren, Ikebana (japanisches Blumenstecken) oder Kyodo (japanisches Bogenschießen). Das bewusste Handeln verhindert gedankliches Abschweifen und lenkt die Aufmerksamkeit auf den gegenwärtigen Moment.

Bringe Achtsamkeit in deine alltäglichen Beschäftigungen. Was immer du tust, kann zur Meditation werden. Keine Tätigkeit ist zu gering, als dass sie unaufmerksam oder roboterartig getan werden dürfte. Achte beim Kochen, Waschen oder Putzen auf deine Bewegungen, auf deine Körperhaltung, deinen Atem. Die bewusste Wahrnehmung beruhigt den Geist und lässt dich Abstand gewinnen von dem Geplapper im Kopf. Im Zen wird der »Arbeit als Meditation«, eine große Bedeutung beigemessen.

wurzelung in der Gegenwart. Wir »kleben« an den Erinnerungen und stecken dadurch fest. Bewusstsein und Energie konzentrieren sich im Kopf und wir verlieren den Kontakt mit der Realität. Es ist wichtig, in das Hier und Jetzt zurückzukehren.

Die Gewinnung von Energie und Blut

Die Milz wandelt die aufgenommene Nahrung in Qi und Blut um. Die Lebensenergie, die uns zur Verfügung steht und alle körperlichen und geistigen Prozesse ermöglicht, besteht aus zwei Komponenten: Die in den Nieren gespeicherte Ursprungs- oder vorgeburtliche Energie wird durch die nachgeburtliche Energie, die von Milz und Lunge erzeugt wird, ergänzt. Die Ursprungsenergie* ist die Basiskraft des Lebens, es ist der Schatz, den wir von unseren Eltern geerbt haben. Die Lebensspanne eines Menschen ist abhängig von der Größe dieses Schatzes. Das Hauptaugenmerk der TCM besteht darin, diese Energie zu bewahren und ihre übermäßige Ausschüttung durch die Produktion von ausreichend nachgeburtlicher Energie zu vermeiden.

Die Milz produziert Energie aus der Nahrung, die Lunge entzieht sie der Atemluft. Je mehr Qi wir durch Aufenthalte an frischer Luft und durch gutes Essen gewinnen, desto weniger müssen wir die Reserven antasten und von der Ursprungsenergie zehren. Unser täglicher Energielevel hängt daher maßgeblich von der Milz ab. Sie ist auch für die Verteilung der Energie an alle Organe zuständig. Wie die Leiterin einer großen Spedition mit unzähligen Lastwagen sorgt die Milz dafür, dass jeder Körperteil mit Nährstoffen beliefert wird. Wenn Magen und Milz sich schwertun, die Nahrung zu verdauen, und das Essen, das wir aufnehmen, uns nicht *wirklich* nährt, werden wir antriebslos und müde.

* Die Ursprungsenergie haben wir in unserem Buch »Alles Gute für die Nieren« ausführlich beschrieben.

Die Milz ist auch an der Blutbildung beteiligt. Sie sorgt dafür, dass die Speisen und Getränke, die wir verzehren, uns in »Fleisch und Blut übergehen«. Eine schwache Verdauung hat daher auch Auswirkungen auf die Bildung des Blutes. Weitere Aufgaben der Milz sind es, das Blut in den Gefäßen und die Organe am rechten Fleck zu halten. Dafür brauchen Blutbahnen, Bindegewebe und Bänder Festigkeit. Folgende Symptome werden als Zeichen einer geschwächten Milz angesehen: Neigung zu blauen Flecken, Nasenbluten, kurze, spärliche oder zu starke Menstruation, Organsenkung, Prolaps, Gebärmuttervorfall, Krampfadern, Hämorrhoiden.

Holz kontrolliert Erde

Die spontane, mutige, kämpferische Kraft des Holzelements »bändigt« die Erde, wenn sie zu träge wird und sich die Gedanken im Kreise drehen. Die Holz-Dynamik bringt die Erde, die zur Bequemlichkeit neigt, auf Trab. Bewegung »entknotet« das Denken und kann zu einer Entscheidung führen. Das Holz ist eine Provokation für einen Menschen, der kaum Eigeninitiative zeigt, schwerfällig und träge ist und zum Grübeln neigt.

Immer wenn wir in der Erde feststecken, also Konflikte vermeiden, uns mit faulen Kompromissen zufriedengeben, nicht Nein sagen können, uns zu viele Sorgen machen und möglicherweise all das mit Essen kompensieren, brauchen wir das Holz. Es lässt den Wunsch nach Veränderung in uns reifen. Indem wir lernen, die eigenen Bedürfnisse durchzusetzen, durchbrechen wir übermäßige Sorgen. Daher heißt es in alten Texten: »Wut siegt über das Grübeln«.

Meridiane und Körperzonen

Die Chinesische Medizin betrachtet ein Organ als einen Funktionskreis, dem neben der Organfunktion auch verschiedene Körperbereiche und der Gefühlszustand zugeordnet sind. Die körperliche, emotionale und geistige Verfassung eines Menschen spiegelt sich im energetischen Zustand seiner Organe wider und drückt sich in den Meridianen aus. Die Hauptäste dieser Energiebahnen verlaufen an der Oberfläche des Körpers, wo wir sie berühren und massieren können. Hier befinden sich auch die Akupressurpunkte. Die inneren Verläufe in den tieferliegenden Geweben nehmen Kontakt auf mit den Organen, Knochen und Muskeln, Nerven- und Blutbahnen und verbinden letztlich mit feinsten Verästelungen jede Zelle des Körpers.

Anhand der Meridiane und des Zustands der zugeordneten Schlüsselzonen und Sinnesorgane lässt sich erkennen, inwieweit wir die mit den Organen verbundenen Themen in unser Leben integriert haben. Sie sind wie eine Landkarte, mit der wir uns selbst entdecken und unsere Stärken wie auch unsere Schwächen erfassen können, um dann Möglichkeiten zu finden, alles wieder ins Gleichgewicht zu bringen. Alle zwölf Organmeridiane sind symmetrisch auf beiden Seiten des Körpers angeordnet. Der Magenmeridian, dem Yang zugeordnet, führt von oben nach unten. Er verbindet Kopf, Brust, Bauch und Beine und verläuft von einer Körperregion zur nächsten über die Übergangsstellen Hals, Rippenbogen, Leiste, wo sich die Energie oft staut. Indem die energetischen Staus und Blockaden im Magenmeridian gelöst werden, kann die Energie frei in den Milzmeridian fließen. Als Yin-Meridian verläuft die Energiebahn der Milz von unten nach oben, von den Füßen aufwärts über die Innenseite der Beine, Bauch und Brust.

Meridiane und Körperzonen
Magen

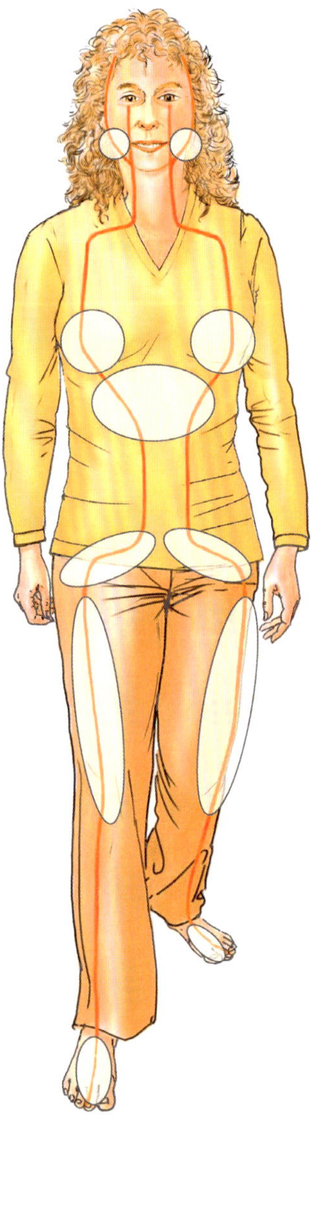

Meridiane und Körperzonen
Milz

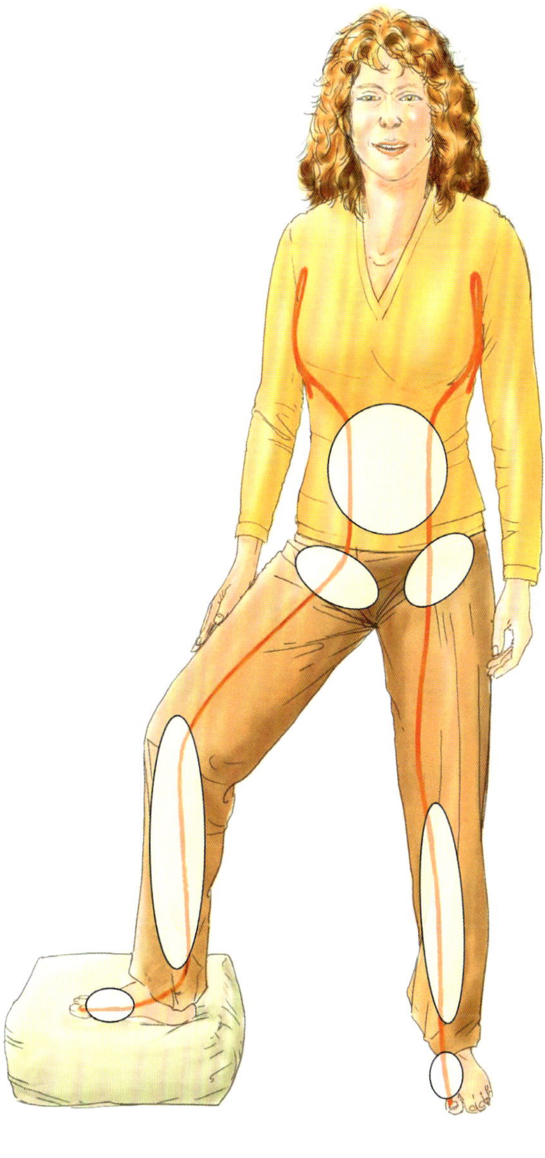

Akupressur und Meridianmassage

Akupressur und Meridianmassage bewegen die Lebensenergie. Die Akupressurpunkte werden mit Daumen oder Zeige- und Mittelfinger gehalten oder massiert, so kräftig, dass es für dich deutlich spürbar ist. Du hast einen Punkt lange genug gehalten, wenn

- du fühlst, dass das Gewebe an dieser Stelle und darum herum weicher und durchlässiger wird,
- die Druckempfindlichkeit oder der Schmerz weniger werden,
- du ein gleichmäßiges, kräftiges Pulsieren ertastest.

Die Meridianmassage lockert verklebte Strukturen im Bindegewebe, verbessert die Durchblutung und den Energiefluss, löst Schlackenstoffe, entspannt verkürzte, steife Muskeln, hält das Gewebe geschmeidig und beugt dadurch Verletzungen vor. Regelmäßig, möglichst täglich angewendet, wird die Wirkung deutlich erhöht. Die Meridiane liegen in weiten Teilen in den oberflächlichen Faszien*. Viele der hier gezeigten Techniken sind mit der Faszienmassage verwandt. Lege dich für die Massage auf einen Futon oder eine Yogamatte, führe die Bewegungen ganz langsam durch und entspanne dich in sie hinein.

Für die Massage benötigst du eine Faszienrolle und einen kleinen Ball (Tennis- oder Hundeball) oder Flummi. Die Härte der Rolle und der Bälle sollte für dich angenehm sein. Als Rolle kannst du eine Pilates- oder eine spezielle Faszienrolle verwenden. Die häufig angebotene Black Roll ist für die meisten Menschen zu hart und nimmt dadurch die Freude am Üben.

Die Selbstbehandlung sollte nicht durchgeführt werden bei allen akuten und ungeklärten Beschwerden.

* Faszien sind faserreiche Bindegewebsschichten, welche die Muskeln umhüllen und ein Netzwerk bilden, das den ganzen Körper durchzieht und alles zusammenhält.

Füße

Bei einem stabilen Stand sind unsere Füße Plattformen mit je drei Berührungspunkten mit dem Boden – rechts und links auf dem Zehenballen und auf der Ferse. Dazwischen liegt eine mehr oder weniger ausgeprägte Wölbung. Die Art und Weise, wie wir über die Füße Kontakt mit der Unterlage herstellen, sagt viel über unsere Stabilität aus und wie unser Kontakt zur Erde ist. Ein bewusster Kontakt zum Boden erdet und belebt die Füße. Er lässt uns mit beiden Beinen fest im Leben stehen. Ein unsicherer Stand hingegen verursacht einen Gleichgewichtsverlust und wirkt sich auf den ganzen Körper aus.

Richte für einen Moment deine Aufmerksamkeit auf deine Füße. Sind die Zehen frei beweglich oder sind manche von ihnen nach unten oder nach oben gebogen? Der Milzmeridian verläuft entlang der Fußinnenkante. Ein Halux valgus, die Fehlstellung des ersten Mittelfußknochens, ist Zeichen einer Milzschwäche. Der Magenmeridian endet an der Außenseite der zweiten Zehe. Ist dieser Zeh gekrümmt oder wesentlich länger oder kürzer als die große Zehe, ist das ein Hinweis auf den Zustand des Magens. Manche TCM-Lehrer sehen eine deutliche Verlängerung als Zeichen für eine starke Magenenergie.

Die vielen Knochen, Muskeln und Gelenke des Fußes brauchen Bewegungsfreiheit. Durch enges Schuhwerk mit hohen Absätzen ist die Beweglichkeit eingeschränkt. Barfuß laufen und das Gehen auf unebenem Boden, wie am Strand und über eine Wiese oder das Wandern in den Bergen, fordert und stärkt die Fußmuskeln und fördert ihre Beweglichkeit.

Manche Menschen scheinen nur auf Zehenspitzen zu tänzeln, als wollten sie in die Luft abheben und der Realität, dem Boden der Tatsachen, entfliehen. Sie haben Schwierigkeiten, mit der Erde in Kontakt zu bleiben. Bei anderen wirken die Füße so, als wären sie aus Blei. Hier scheint das Bedürfnis nach Stabilität und Sicherheit im Vordergrund zu stehen, was zu einer ablehnenden Haltung gegenüber den Veränderungen des Lebens führen kann. Diese Menschen kommen nur schwer in Bewegung und meiden Herausforderungen. Sie sind lieber solide und verlässlich, als dass sie sich spontan einfach treiben lassen.

Erdesymptome in dieser Körperregion

- Senk(Platt-)füße
- Halux valgus
- schwache Knöchel, mit denen die Füße leicht umknicken
- Sockenabdrücke durch Wassereinlagerungen
- Schweißfüße, Fußpilz

Milz 3 »Große Helligkeit«

Lage: am Innenrand des Fußes hinter dem Grundgelenk der großen Zehe in einer Vertiefung
Wirkung: stärkt die Milz und die Verdauung; unterstützt die Erdung; fördert Gelassenheit und emotionale Stabilität; klärt und beruhigt den Geist

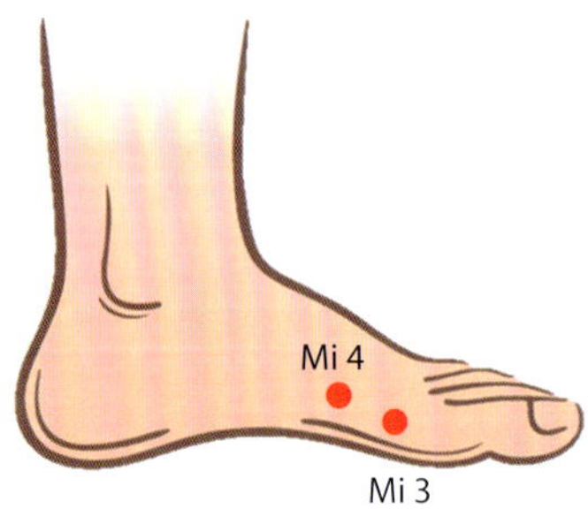

Milz 4 »Großvater und Enkel«

Lage: am Innenrand des Fußes, einen Daumenbreit neben dem Grundgelenk der großen Zehe
Wirkung: stärkt den Energiefluss in den Beckenorganen; reguliert und kräftigt die Verdauung; unterstützt Magen und Milz; stärkt das Blut; fördert ein Gefühl von Sicherheit und Geborgenheit

Massage des Magen- und des Milzmeridians am Fuß und von Milz 3 und Milz 4

Massiere den Magenmeridian zwischen den Mittelfußknochen der 2. und 3. Zehe und schnipse die Zehe aus. Den Milzmeridian am Fuß rolle mit einem kleinen Nudelholz oder einer Faszienrolle aus. Halte anschließend Milz 3 und Milz 4. Du kannst dabei den großen Zeh kreisen lassen und nach oben ziehen, um den Meridian zu dehnen.

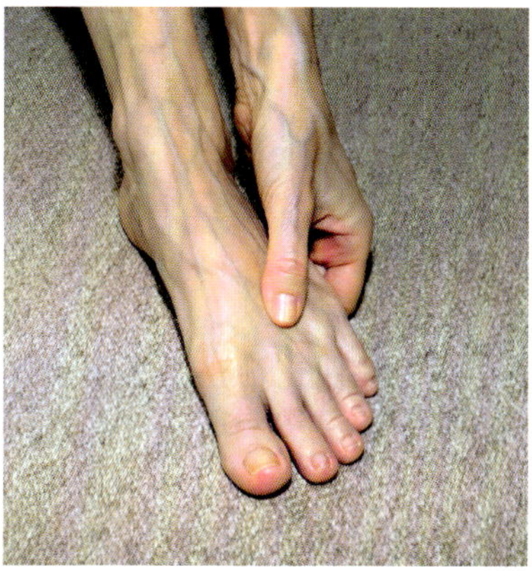

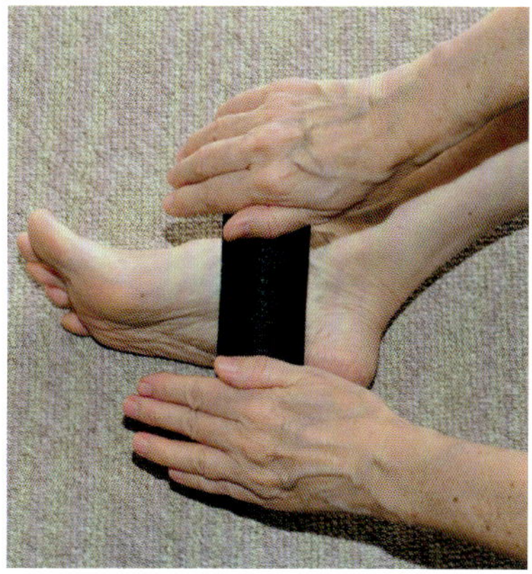

Beine

Unsere Beine sind das feste Fundament, die tragenden Säulen, auf denen wir uns durchs Leben bewegen. Ihr Zustand, ihre Form und Kraft zeigt uns, wie wir im Leben vorankommen und ob wir in der Lage sind, uns das zu holen, was wir brauchen. Der Magenmeridian herrscht über den stärksten Muskel des Oberschenkels, er verläuft entlang seiner Außenseite. Er gibt den Beinen die Kraft, mit der wir große Strecken zurücklegen können. Der Milzmeridian mit seinem Verlauf an der Innenseite des großen Oberschenkelmuskels schenkt uns Halt und Solidität.

Mit einer starken Erde sind unsere Beine kräftig und muskulös, sie sorgen für einen stabilen Stand und sind gleichzeitig nachgiebig und flexibel. X-Beine stehen mit einer Schwäche der Milzenergie in Zusammenhang. Der dadurch verursachte mangelnde Tonus im Gewebe der Beininnenseiten lässt die Knie nach innen einknicken.

Schwache Beine mit unterentwickelter Muskulatur zeigen Schwierigkeiten an, auf eigenen Beinen zu stehen. Es fehlt ihnen an Kraft, was sich in Antriebslosigkeit und mangelnder Ausdauer äußert. Um die fehlende Erdung auszugleichen, werden Stabilität und Halt im Außen gesucht.

Dünne Beine, die aussehen, als würde der Mensch auf Stelzen gehen, haben oft ein mächtiges Oberteil zu tragen. Wie ein Baum mit einem fragilen Stamm können sie keinen Halt geben. Die endlos langen, superschlanken Beine von Models, die noch dazu auf hohen Stöckelschuhen laufen müssen, sind ganz sicher kein Zeichen eines soliden Fundaments.

Dicke Beine mit einer schwachen, unterentwickelten Muskulatur halten den Menschen wie zwei schwere Stampfer am Boden fest. Sie gehören zu einem Menschen, der Anstrengung vermeidet, sich schleppend fortbewegt und am liebsten gleich wieder hinsetzt oder -legt. Die teigige Masse im unteren Teil seines Körpers lässt ihn nur träge durchs Leben wanken.

Mächtige Beine mit einer überentwickelten Muskulatur wirken starr und steif. Sie scheinen mit aller Macht Bodenkontakt halten zu wollen und ihre ganze Kraft dafür aufzuwenden, die Herausforderungen im Leben durchzustehen, anstatt flexibel darauf zu antworten.

Dünne Beine mit starker Anspannung vermitteln einen ruhelosen Eindruck, als wären sie ständig auf dem Sprung. Sie einfach mal hochzulegen, scheint nicht erlaubt zu sein. Durch die hohe Spannung sind die Beinmuskeln verkürzt.

Spannung in der Oberschenkelmuskulatur führt dazu, dass wir in Bauchlage kaum die Fersen zum Po ziehen können. Unter dieser Spannung leiden die Knie, langfristig führt sie zu einer Abnutzung des Gelenkknorpels und zu Problemen mit dem Meniskus. Um die verkürzten Muskeln zu dehnen, gehe so oft wie möglich in die Hocke. Auch im Fersensitz werden die Muskeln gestreckt. Diese Position kannst du trainieren, indem du dich mit untergeschlagenen Beinen auf ein dickes Kissen setzt.

Erdesymptome in dieser Körperregion

- Trägheit und Schweregefühl in den Beinen
- schwache, müde, kraftlose Beine
- Wasseransammlungen im Bereich des Knies
- Abnutzungserscheinungen am Innenmeniskus
- X-Beine

Magen 36 »Drei-Meilen-Bein«

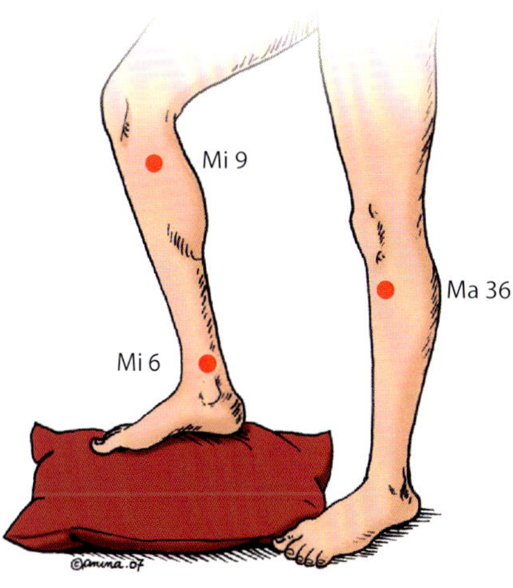

Lage: auf der Außenseite des Unterschenkels, unterhalb des Knies, ein Daumenbreit außerhalb des Schienbeins, kurz bevor es sich zum Ende hin verdickt

Wirkung: unterstützt die Verdauung; kräftigt Magen und Milz; verbessert die Fähigkeit, Energie aus der Nahrung zu extrahieren; kräftigt den ganzen Körper, verbessert Ausdauer und Leistungsfähigkeit; stärkt die Abwehrenergie; zentriert, erdet, stabilisiert; gibt Klarheit und Ruhe

Milz 6 »Verbindung der drei Yin«

Lage: auf der Innenseite des Unterschenkels, vier Fingerbreit oberhalb der höchsten Stelle des Fußinnenknöchels hinter dem Schienbein
Wirkung: unterstützt Verdauung und Stoffwechsel, hilft bei der Umwandlung von Feuchtigkeit; unterstützt den Energiefluss im Beckenbereich; reguliert den weiblichen Zyklus; nährt das Blut, stimuliert das Immunsystem; stärkt den Körper; beruhigt den Geist; bringt die Energie vom Kopf in den Bauch
Nicht während der Schwangerschaft anwenden!

Milz 9 »Quelle am Yin-Hügel«

Lage: unter dem Knie an der Innenseite des Unterschenkels unterhalb des Schienbeinkopfes
Wirkung: unterstützt die Ausleitung von Feuchtigkeit; fördert den freien Fluss der Energie in Bauch und Becken; wirkt erdend und beruhigend
Nicht während der Schwangerschaft anwenden!

Meridianmassage der Beine

Lege dich in Bauchlage auf den Boden, mit den Oberschenkeln auf einer Faszienrolle. Stütze dich mit den Armen ab und lasse dein Gewicht auf die Rolle sinken. Nun wandere mit der Rolle Punkt für Punkt die Vorderseite von der Hüfte bis zum Knie abwärts. Mache an jeder Stelle kurze Rollbewegungen, vor und zurück, wodurch ein Bereich von etwa fünf Zentimetern massiert

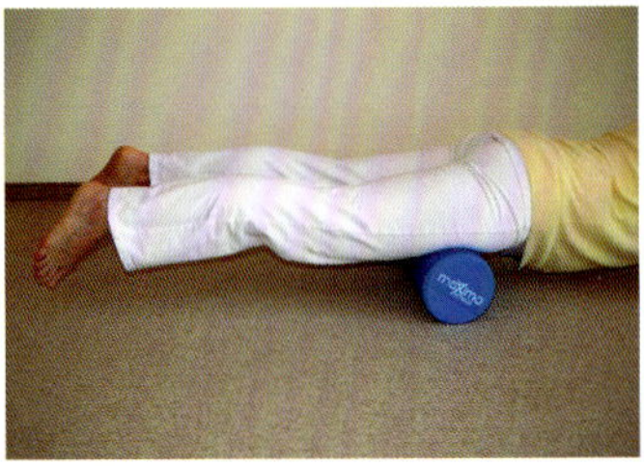

wird. Neige die Beine mal nach außen, mal nach innen, um den großen Oberschenkelmuskel von allen Seiten zu massieren, und somit die Meridianverläufe von Magen und Milz zu erreichen. Nimm dir dafür Zeit. Wenn du die Behandlung intensivieren möchtest, winkle abwechselnd die Beine nach oben an.

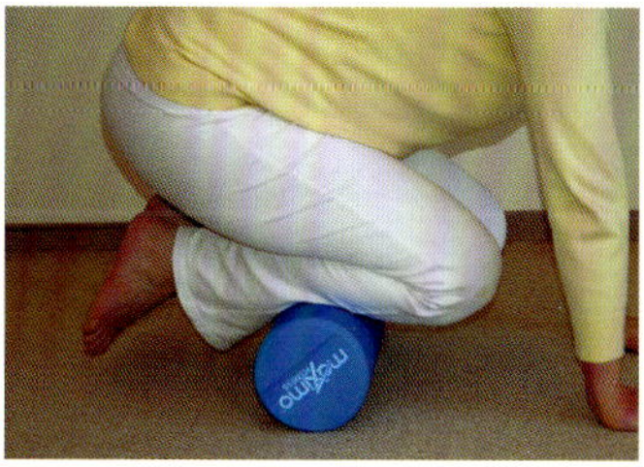

Triffst du auf empfindliche Bereiche, atme gezielt dorthin und mache nur winzige Bewegungen. Rolle nun die gesamte Oberschenkelvorderseite entlang, so als würdest du einen Kuchenteig ausrollen. Die Behandlung der Oberschenkelvorderseite ist bei den meisten Menschen schmerzhaft. Damit dein Körper dabei keine Abwehrspannung einnimmt, wähle eine weiche Rolle oder eine Unterlage, die etwas nachgibt. Die Empfindlichkeit nimmt bei einer regelmäßigen Behandlung schnell ab.

Für die Behandlung des Magenmeridians am Unterschenkel knie dich auf die Rolle, stütze dich mit den Händen ab und führe auch hier die Rollbewegungen durch. Den Milzmeridian mit seinem Verlauf neben dem Innenrand des Schienbeins behandle mit dem Daumen oder massiere ihn mit einem kleinen Ball.

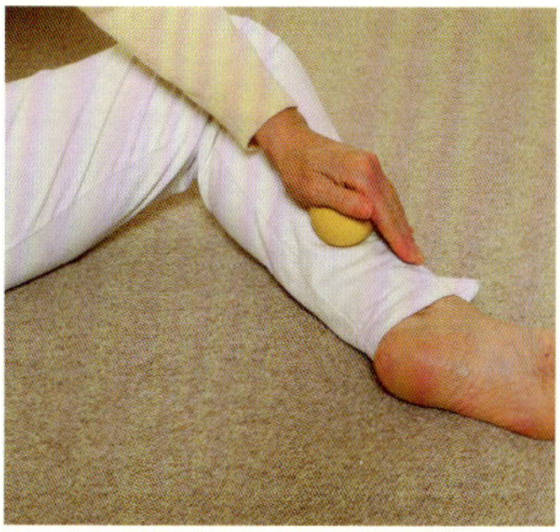

Keine intensive Behandlung des Milzmeridians am Unterschenkel während der Schwangerschaft!

Becken und Leistenregion

Die Durchlässigkeit der Leisten hat viel mit den Meridianen von Magen und Milz zu tun, die beide die vordere Beckenregion überqueren. Der Magenmeridian verläuft von Magen 30 zu Magen 31 unter dem Leistenband hindurch.

Durch lebensstilbedingte Haltungsfehler, vor allem die gebeugte Position beim vielen Sitzen, verkürzen sich hier die Muskeln. Dann wird dieser Bereich zu einem Engpass. Wie bei einem verschlossenen Schleusentor staut sich die Energie. Sie kann nicht mehr frei in Richtung Erde abfließen und die Verbindung vom Oberkörper zu den Beinen ist eingeschränkt. Es kommt dadurch zu einer energetischen Fülle im Rumpf, mitunter sichtbar in einem üppigen, überhängenden Bauch, und zu einer energetischen Leere in den Beinen, die dann eher schwach und unterentwickelt sind.

Erdesymptome in dieser Körperregion

- verspannte Leistengegend und vordere Beckenregion
- gestauter Genitalbereich, Menstruationsbeschwerden

Magen 30 »Hauptstraße der Lebensenergie«

Lage: am Oberrand des Schambeins, zwei Daumenbreit seitlich der Mittellinie

Wirkung: fördert den Energiefluss, durchblutet und wärmt den Unterbauch und die Beckenregion; leitet Energie vom Bauch in die Beine; wirkt aufbauend, aktivierend und gleichzeitig entspannend

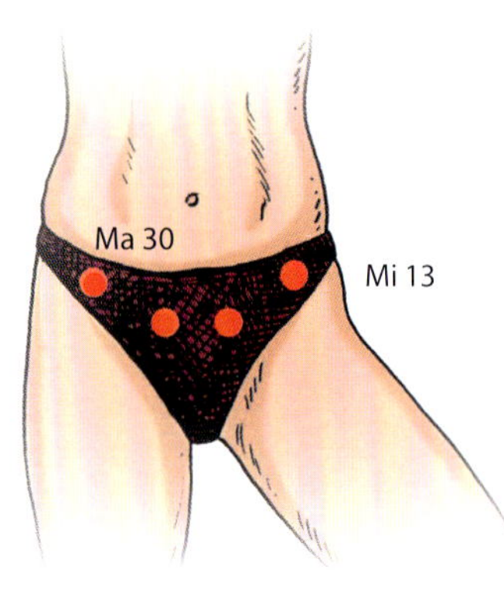

Milz 13 »Hütte der Eingeweide«

Lage: in der Leistenbeuge, vier Daumenbreit seitlich der Mittellinie, einen Fingerbreit oberhalb des Schambeinoberrandes
Wirkung: unterstützt den Energiefluss und die Durchblutung im Unterbauch, in der Leiste und zwischen Bauch und Beinen; entspannt den Unterbauch, die Leistengegend und die Beckenorgane, unterstützt die Verdauung; kann Geborgenheit vermitteln, das Gefühl, in sich zu Hause zu sein

Dehnen der Leistenregion und Massage von Magen 30 und Milz 13

Lege dich flach auf den Rücken und stelle die Füße auf. Hebe die Hüfte an, schiebe ein Meditationskissen oder einen Yogablock darunter und lasse sie darauf absinken. Verschiebe die Unterlage so lange, bis du die richtige Stelle gefunden hast, die für dich angenehm ist. Die Arme kannst du neben dem Körper oder nach oben ablegen. Wenn du die Dehnung intensivieren möchtest, strecke ein Bein nach dem anderen lang aus. Sollten dabei Schmerzen im unteren Rücken auftreten, stelle sie wieder auf. Verweile 2–3 Minuten in dieser Position und atme dabei tief in den Bauch. Diese Position öffnet nicht nur die Leistenregion, sondern dehnt die ganze Körpervorderseite und damit die Meridiane von Magen und Milz.

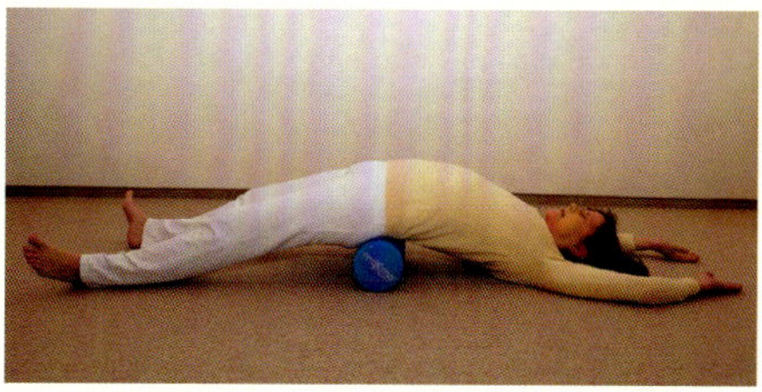

Dann stelle die Füße auf, hebe das Becken an und ziehe die Stütze hervor. Als Gegenbewegung zur Öffnung der

Vorderseite bringe die angewinkelten Beine zum Oberkörper. Umfasse sie mit beiden Händen und ziehe sie mit dem Ausatmen so weit wie möglich zur Brust. Dein Rücken liegt dabei flach auf und auch die Halswirbelsäule bleibt gerade. Nun strecke die Beine aus und ruhe nach.

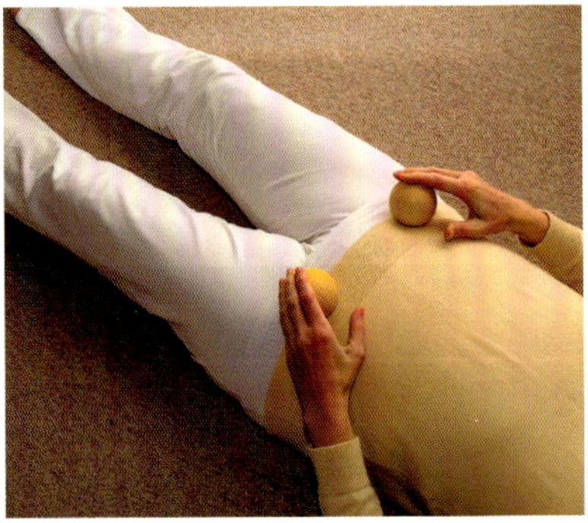

Für die Behandlung der Leisten und Punkte nimm zwei kleine Bälle und massiere die Region mit kleinen kreisenden Bewegungen, vom Schambein bis zu den Hüftknochen. Übe einen angenehmen Druck aus.

Bauch

Der Bauch ist der Mittelpunkt des Menschen. Es ist der Schwerpunkt im Inneren des Körpers, der Hara oder die »Quelle des Lebens« genannt wird. Hier sammelt sich die Lebensenergie. Es ist der Ruhepol, in dem wir uns verankern können. Buddha wird in Statuen und auf Abbildungen häufig mit einem dicken Bauch dargestellt, als Zeichen eines in seiner Mitte ruhenden Menschen. Hierzulande sind dicke Bäuche jedoch meist nicht mit Energie gefüllt, sondern mit schwer verdaulichen Speisen vollgestopft oder von unverdauten Emotionen aufgebläht.

Mit einer starken Mitte ist der Bereich unterhalb des Nabels kraftvoll und gleichzeitig elastisch, der Oberbauch etwas weicher und locker. Oft weist jedoch der obere Teil des Haras aufgrund von zurückgehaltenen Emotionen einen hohen Spannungszustand auf, er ist hart und knotig, während sich der Unterbauch schlaff und leer anfühlt, als Zeichen einer schwachen Energie und mangelnder Erdung. Für die Rückkehr zur Mitte und um wieder in Kontakt zu kommen mit der Quelle, braucht es Übungen zur Zentrierung.

Erdesymptome in dieser Körperregion

- schwache Verdauung
- aufgeblähter, gespannter Bauch
- Bauchschmerzen, Druckgefühl
- Fettpolster am Bauch

Leber 13 »Dekorierte Tür«

Lage: vor dem freien Ende der elften Rippe; du findest den Punkt, wenn du deine Hände in die Taille legst, mit den Zeigefingern unter den Rippenbögen; etwas oberhalb der Taille kannst du das freie Ende der 11. Rippe ertasten; Leber 13 liegt genau davor
Wirkung: Alarmpunkt der Milz; harmonisiert Leber und Milz; löst Stagnation; unterstützt Verdauung und Stoffwechsel

Konzeptionsgefäß 12 »Mitte des Magens«

Lage: auf der Mittellinie des Bauches, vier Daumenbreit oberhalb des Nabels
Wirkung: Alarmpunkt des Magens; unterstützt die Verdauung auf allen Ebenen; stärkt die Mitte; hilfreich bei Verdauungsstörungen, Appetitlosigkeit, Magenbeschwerden
Halte den Punkt nur bei leerem Magen!

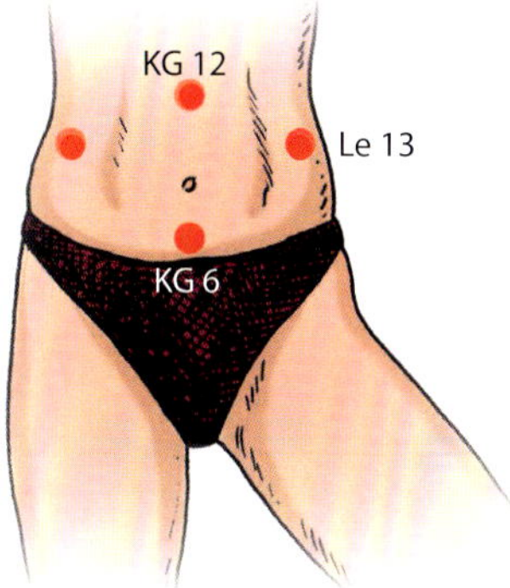

Konzeptionsgefäß 6 »Meer der Lebensenergie«

Lage: auf der Mittellinie des Bauches zwischen Nabel und Schambein, zwei bis drei Fingerbreit unterhalb der Nabelmitte
Wirkung: unterstützt das körperliche Wohlbefinden; fördert Vitalität, Stärke und Regeneration; zentriert und verbessert die emotionale Stabilität; wirkt entspannend und beruhigend

Massage des Bauches und Behandlung der Punkte

Massiere deinen Bauch in einer bequemen Liegeposition mit warmem Öl. Bei einer Neigung zu Blähungen verwende dafür das »Vier-Winde-Öl«: Mische dafür je einen Tropfen der erwärmenden Gewürzdüfte Anis, Fenchel, Kümmel und Koriander mit einem Esslöffel Mandel- oder Jojobaöl. Die ätherischen Öle wirken entspannend, stärken den Verdauungstrakt und versöhnen Kopf und Bauch miteinander. Für eine häufigere Anwendung mische 10–15 Tropfen ätherisches Öl auf 50 ml Basisöl.

Anschließend halte die Punkte mit Daumen oder Mittelfinger. Wenn sich der Bauch entspannt, kann es sich anfühlen, als würden die Eingeweide entknotet, wodurch gurgelnde Geräusche zu hören sind.

Die weibliche Brust

Die weibliche Brust steht unter dem Einfluss der Elemente Holz, Feuer und Erde. Die Erde ist zuständig für ihre nährende, mütterliche Funktion, der Magenmeridian verläuft direkt über die Brustspitze. Als wir noch ein Baby waren, war die Mutterbrust für uns der schönste Platz auf der Welt. Hier haben wir Sicherheit, Geborgenheit und Liebe erfahren und Nahrung, Wärme und auch

Trost erhalten. Diese Erfahrung ist tief in uns verankert. Kinder, die zumindest ein halbes Jahr gestillt wurden, sind körperlich und emotional stabiler als solche, die schon früh Ersatzmilch zu trinken bekamen.

Magen 16 »Fenster der Brust«

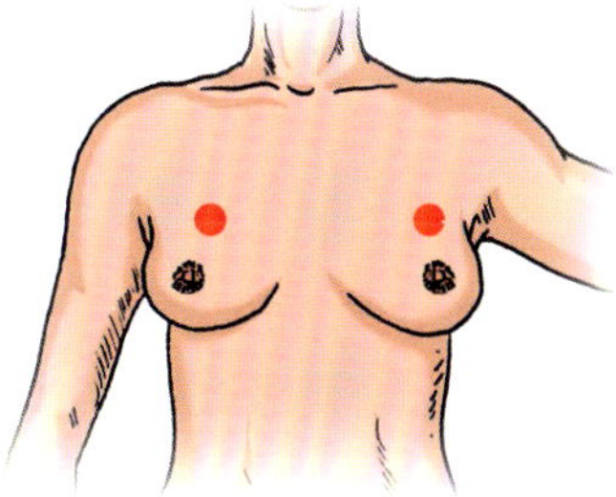

Lage: auf dem Brustkorb, ein Zwischenrippenraum oberhalb der Brustspitze
Wirkung: fördert Selbstliebe und die Fähigkeit sich lieben und nähren zu lassen; hilfreich bei Empfindlichkeit im Brustbereich und prämenstruellen Spannungen
Berühre den Punkt auf beiden Seiten sanft mit den Mittelfingern.

Kiefer

Mit einem starken Kiefer und einer gut entwickelten Kaumuskulatur sind wir in der Lage, kräftig zuzubeißen und gut zu kauen. Mit dem »nötigen Biss« nehmen wir uns, was wir brauchen. Ein ausgeprägter Kiefer mit einem breiten Kinn steht für praktisch veranlagte Menschen mit einem Sinn für das Zweckmäßige. Mit einem vorgeschobenen Kinn kann er ausgesprochen hartnäckig eine Sache verfolgen. Eine herunterhängende Kinnlade hingegen lässt einen Menschen teilnahmslos wirken, als könnte er nicht zubeißen, wenn er etwas haben möchte. Auch ein »fliehendes« Kinn macht eher einen kraftlosen Eindruck. Es scheint sich lieber zurückzuziehen, als sich dem Leben und seinen Herausforderungen zu stellen.

Das menschliche Gebiss hat eine große Stärke, der Kaumuskel ist äußerst mächtig und kann einen enormen Druck ausüben. Doch mit der weichen Nahrung, die wir heutzutage gerne zu uns nehmen, werden wir »kaufaul«. Mit Nudeln, Burgern, Kuchen und Smoothies umgehen wir das sorgfältige Kauen, anders als bei Nüssen, Kernen, altem Brot oder einem harten Apfel. All das muss gründlich zermahlen werden. Eine Vorliebe für weiche Nahrung geht häufig einher mit einer geschwächten Magenkraft, mit der wir Problemen lieber aus dem Weg gehen und uns nicht »durchbeißen« wollen.

Auf der anderen Seite sind die Kaumuskeln oft verspannt, die Zähne werden fest zusammengepresst, der Unterkiefer unter Druck hin- und hergeschoben. Die vom Zahnarzt verordneten Aufbissschienen, die den Zahnverschleiß verhindern sollen, lösen jedoch das eigentliche Problem nicht. Bei vielen Menschen ist die Anspannung der Kaumuskulatur so groß, dass sie den Kiefer nicht mehr in vollem Umfang bewegen können und es ihnen schwerfällt, den Mund weit zu öffnen.

Magen 6 »Wangenmechanik«

Lage: auf dem höchsten Punkt des Kaumuskels bei zusammengebissenen Zähnen

Wirkung: entspannt die Kiefermuskulatur und das ganze Gesicht; löst auch eine mentale Anspannung; hilfreich bei nächtlichem Zähneknirschen

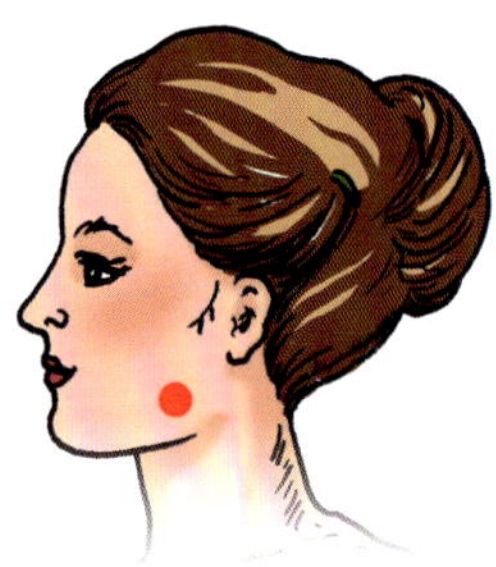

Erdesymptome in dieser Körperregion

- Spannungen und Schmerzen im Kieferbereich
- nächtliches Zähneknirschen
- Zahnfleischentzündung
- Schluckbeschwerden

Behandlung des Unterkiefers und von Magen 6

Für kraftvolle Kaumuskeln, die zubeißen und auch entspannen können, sperre den Mund immer wieder weit auf, beiße herzhaft zu und zermalme die harte Nahrung. Den Öffnungswinkel des Kiefers kannst du mit einem Weinkorken trainieren: Öffne den Mund so weit wie möglich, stelle einen Weinkorken zwischen deine Vorderzähne und halte ihn auf diese Weise fest. Spüre die Dehnung im gesamten Unterkiefer und lasse den Muskeln Zeit, nachzugeben. Vielleicht nimmst du dabei einen kurzen Zahnschmerz wahr. Dann spanne die Muskeln an, als wolltest du den Mund schließen und lasse wieder los. Das kannst du noch 1–2-mal wiederholen. Anschließend entferne den Korken, öffne den Mund noch einmal so weit wie möglich und schließe ihn.

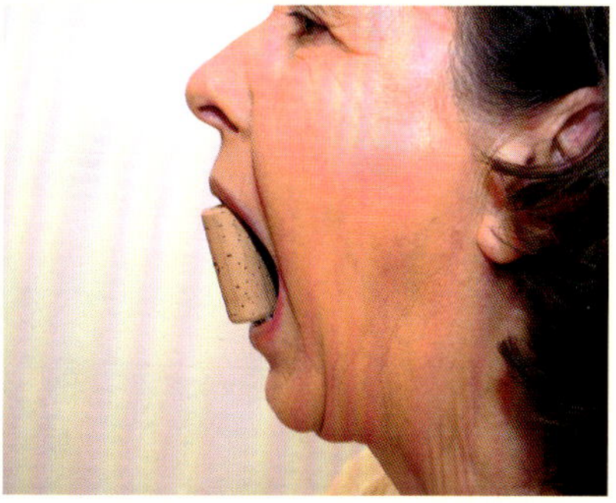

Massiere nun die Zone von Magen 6 mit den Fingerspitzen und streiche den Unterkiefer mit einem Gua-Sha-Rosenquarz aus.

Diagnostische Zeichen für das Erde-Element

Mund und Lippen

Der Mund ist der Ort der Nahrungsaufnahme, hier geschieht die mechanische Zerkleinerung und das Einspeicheln der Nahrung. Der Zustand der Mundschleimhaut, die Menge des Speichels und insbesondere Farbe, Feuchtigkeit und Fülle der Lippen, offenbaren die Kondition der Erdenergie. Mit einer gesunden Erde haben wir ein kräftiges Zahnfleisch und der Speichel fließt bei Bedarf in der richtigen Menge. Die Lippen sind rot, voll und fest, harmonisch geformt, leicht feucht-glänzend und haben eine eindeutige Umrandung.

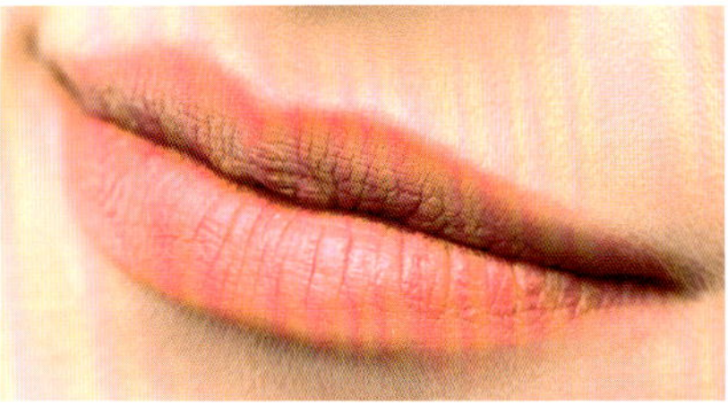

Schmale Lippen sind oft ein Zeichen für eine übermäßige Konzentration. »Schmallippige« Menschen wirken eher ernst, gewissenhaft, zuverlässig und wenig sinnlich. Manche Lippen sind wie ein Strich und werden zudem noch zusammengepresst. So ein »verkniffener« Mund macht den Eindruck, als sollte nichts herein- und herausgelassen werden. Alles steht unter Druck und Abfallstoffe werden im Darmtrakt festgehalten.

Die Magenenergie zeigt sich insbesondere in der Oberlippe und an den Mundwinkeln, die vom Magenmeridian gestreift werden. Sind die Mundwinkel immer wieder wund, gerötet und entzündet, ist das ein Zeichen für Hitze oder Trockenheit im Magen, wie auch unnatürlich rote, spröde, stumpfe und eingerissene Lippen. Trockene Lippen können jedoch auch durch einen permanenten Aufenthalt in zentralbeheizten Räumen verursacht werden. Weitere Hinweise auf den Magen sind ein geschwollenes, empfindliches, blutendes und entzündetes Zahnfleisch sowie Mundgeruch. Eine deutlich ausgeprägte Nasolabialfalte von den Nasenflügeln zu den Mundwinkeln zeigt eine angespannte Magenenergie an.

Die Unterlippe ist ein Indikator für den Zustand des Dickdarms. Ist sie aufgequollen und »wabbelig«, weist das auf eine träge Verdauung, einen mangelnden Tonus im Darm mit einer geschwächten Darmperistaltik oder auf Nässe (siehe S. 63) hin. Eine vermehrte Speichelproduktion, das Sabbern, ist Zeichen einer geschwächten Milz und einer Feuchtigkeitsproblematik. Steht der Mund dazu ständig offen, kann das ein Hinweis sein, dass der Mensch geistig wenig fokussiert ist.

Zunge und Geschmackssinn

Das Betrachten der Zunge spielt in der Diagnostik der TCM eine wichtige Rolle. Ihrer Beschaffenheit, Form, Farbe und Beweglichkeit geben Informationen über den Zustand aller Organe. Die Zungendiagnose ist eine große Kunst. Hier möchten wir nur ein paar Informationen geben, die Magen und Milz betreffen.

Bei einem gesunden Menschen ist die Zunge blassrosa, feucht-glänzend, und mit einem dünnen weißlich-klaren Belag überzogen. Sie ist gut beweglich, ist weder zu groß noch zu klein, sodass sie genau in den Mund passt.

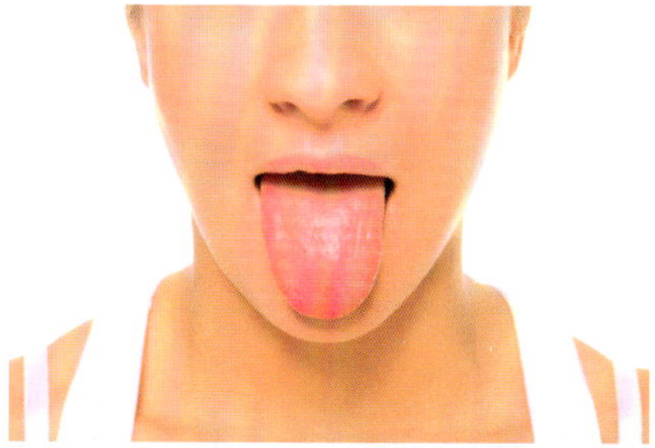

Über den Zungenbelag erhalten wir direkte Informationen über den Zustand des Magens. Ein gelblicher Belag ist ein Zeichen von Hitze. Ist die Zunge dauerhaft dick belegt, zeigt das eine Verschleimung an. Fehlt der Belag an manchen Stellen, man nennt das eine »Landkartenzunge«, deutet das auf eine geschwächte

Magenkraft hin.

Ein langer Riss in der Mitte der Zunge zeigt ein konstitutionelles Defizit der Erdenergie an. Ist die Zunge vergrößert oder geschwollen, sodass sie an der Rändern Zahnabdrücke aufweist, kann das Ausdruck einer Milzschwäche und einer Ansammlung von Feuchtigkeit sein.

Der Geschmackssinn hat seinen Sitz in der Zunge. Während für den Magen vor allem die Menge der aufgenommenen Nahrung von Bedeutung ist – ein vom Magen gesteuerter Mensch ist ein Gourmand, jemand der gerne und viel ist –, macht uns die Milz zu einem Gourmet, einem Feinschmecker. Sie herrscht über den Geschmackssinn und gibt uns die Fähigkeit, die aufgenommenen Speisen zu verkosten und zu genießen. Ein Geschmacksverlust oder ein klebriges Gefühl im Mund sind Zeichen einer geschwächten Milz.

Bindegewebe und »Fleisch«

Die Milz ist zuständig für unsere Körperhülle und -fülle, die Menge, Form und Spannkraft des Binde- und Muskelgewebes. Dieses »Fleisch« stützt den ganzen Körper, hält ihn aufrecht und sorgt dafür, dass die Organe an ihrem Platz bleiben. Mit einer gesunden Erde ist es »knackig«: kräftig und fest, gut durchblutet, nicht zu fett, nicht zu mager, saftig und lebendig. Das Bindegewebe ist straff und stützend, die Muskelmasse ist gut ausgebildet, der Leib ist wohlgenährt und

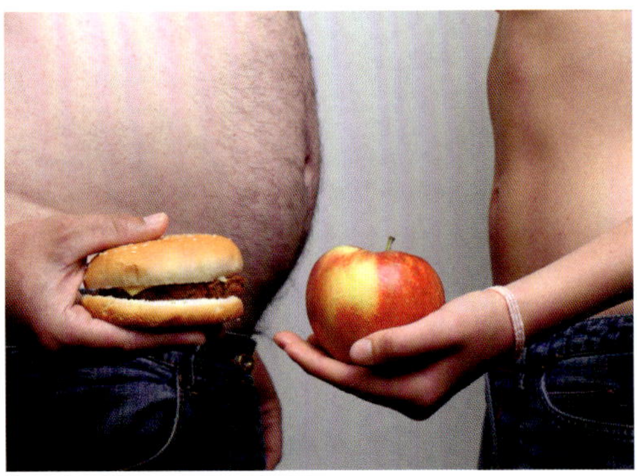

harmonisch proportioniert.

Bei einer geschwächten Milz und einem Übermaß an Feuchtigkeit verliert das Bindegewebe seine Festigkeit und Form. Wasseransammlungen machen es schwer. Das Gewebe wird schlaff, schwammig und teigig – ohne Kraft, Tonus und Lebendigkeit; es kommt zu einer Bindegewebsschwäche. Durch die fehlende positive Spannung sackt alles der Schwerkraft ausgeliefert nach unten. Das kann zu Cellulite, Krampfadern oder auch Organsenkungen, Prolapsen und Hernien führen.

Auch im Ernährungszustand eines Menschen, den körperlichen Konturen, wird der Zustand der Milz sichtbar. Bei einem Ungleichgewicht zeigt sich eine Tendenz zur Fülle, zu Fettpolstern im Bauch und Hüftbereich. Doch auch das andere Extrem, das pathologische Hungern, Magersucht genannt, hat mit der Erde zu tun, oft mit einer emotionsbeladenen Beziehung zur Mutter.

Klang der Stimme

Menschen mit einer starken Erde haben eine melodische, harmonische Stimme, die Sympathie vermittelt. Mit ihrem subtilen singenden Unterton vermögen sie Kinder zu trösten oder auch wilde Tiere zu besänftigen. Ihr beruhigender Sing-Sang wiegt Babys in den Schlaf.

Ein permanent singender Beiklang in der Stimme kann jedoch Zeichen eines Übergewichts der Erdenergie sein. In manchen Regionen und Ländern sprechen die Menschen von Natur aus mit einem singenden Tonfall, wie in der Schweiz, dem Land der Banken und der Schokolade; beides Symbole der Erde.

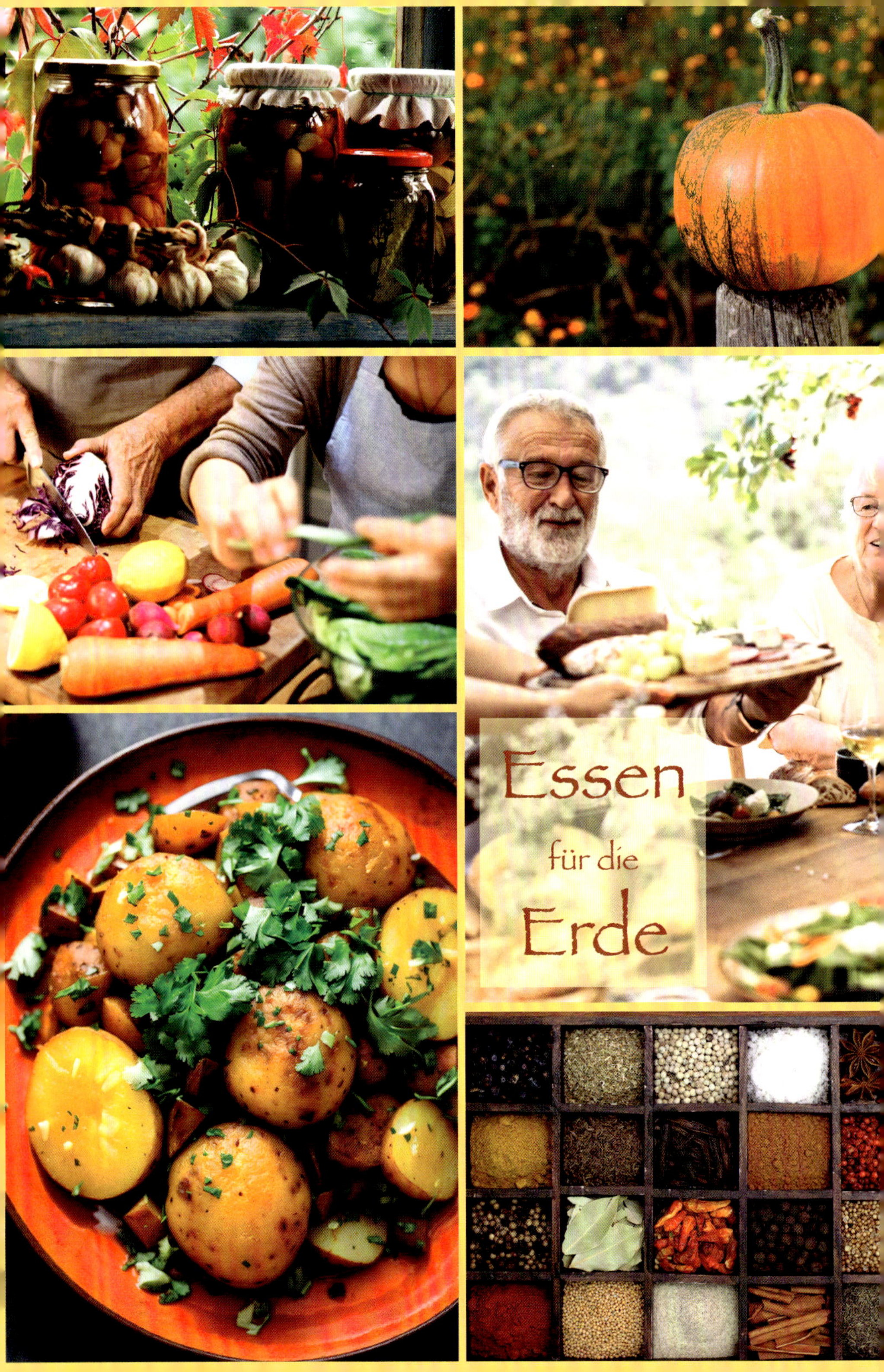

Essen für die Erde

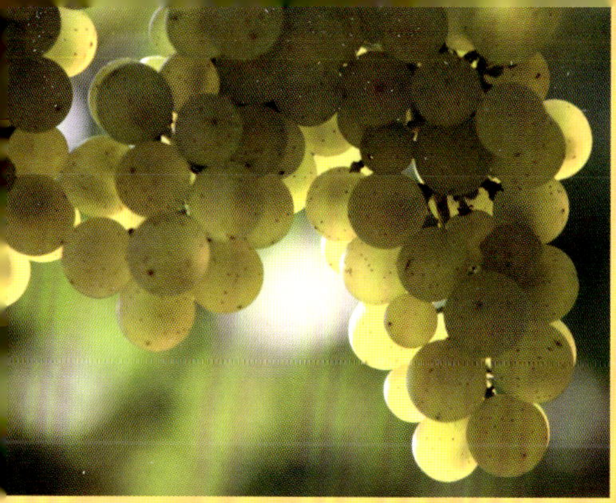
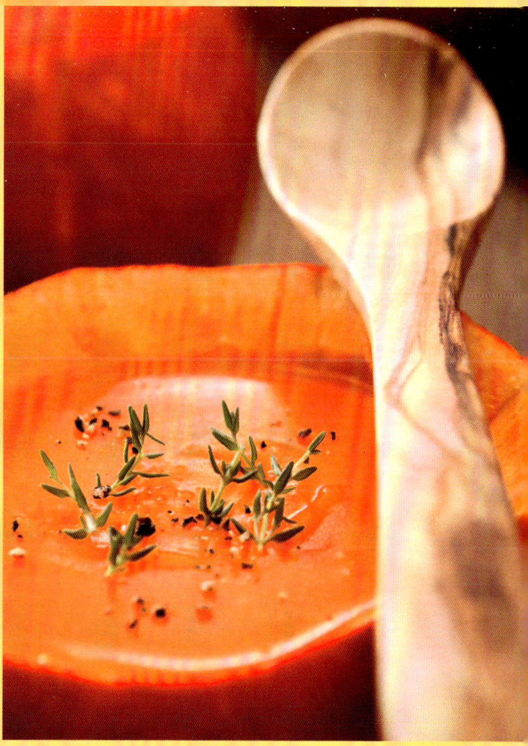
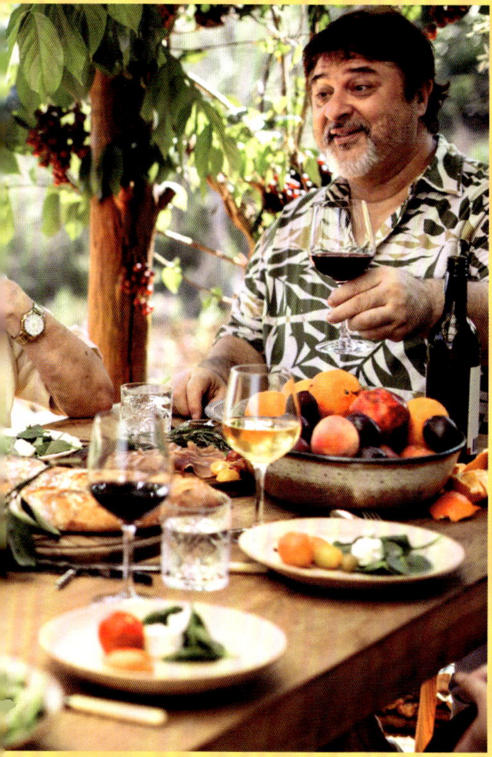
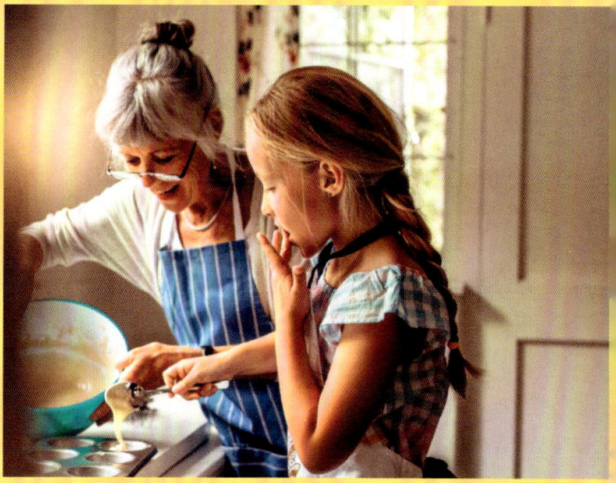
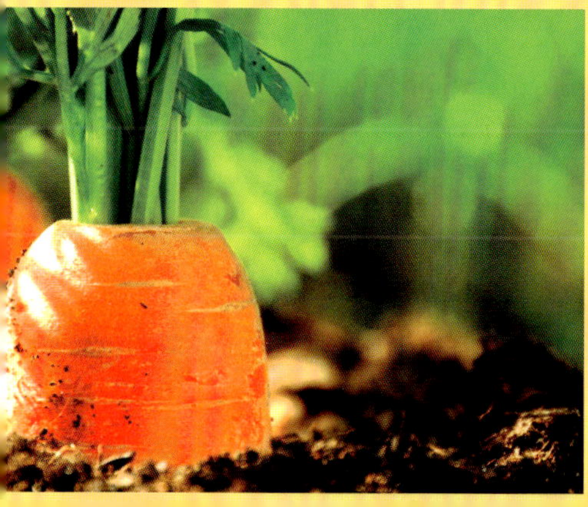
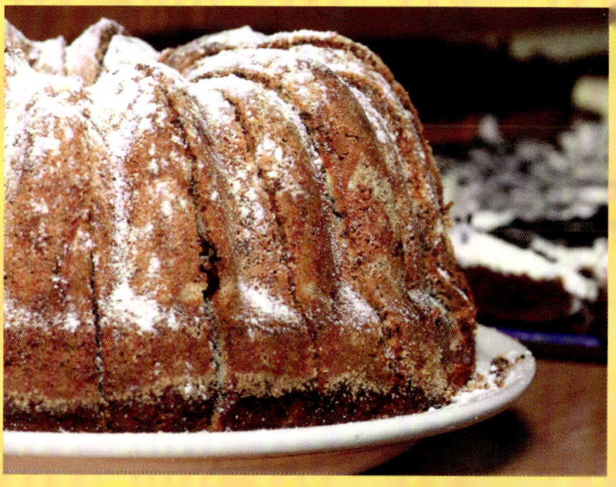

Essen gut – alles gut

Die Ernährung spielt für Magen und Milz eine zentrale Rolle*. Falsche Ernährungsgewohnheiten schwächen die Mitte genauso wie anhaltende Sorgen oder mentale Überarbeitung. Das, was wir aufnehmen, kann zu unserer Gesundheit beitragen oder ihr schaden. Es hat auch einen wesentlichen Einfluss auf unser Energieniveau. Das »richtige« Essen erkennen wir daran, dass wir nach dem Verzehr ein warmes Gefühl im Bauch haben, und für mindestens 3–4 Stunden wach, frisch und angenehm gesättigt sind. Wenn wir danach hingegen müde und erschöpft in eine »Fressnarkose« fallen, war es entweder das falsche Essen, zu viel davon oder es war zu spät am Abend. Auch Völlegefühl, Blähungen und Aufstoßen sind Zeichen, dass wir das Gegessene nicht richtig verdauen können.

Viele Menschen haben vergessen, was sie wirklich nährt. Statt richtigen Mahlzeiten mit anschließenden Verdauungspausen naschen und knabbern sie den ganzen Tag irgendwelche Kleinigkeiten wie Müsliriegel oder Joghurt. Oder sie stopfen pampig-weiche Fertiggerichte in sich hinein, wie Hamburger, die sie nicht erst aufwendig kauen müssen, sondern hastig herunterschlingen können. So werden sie aber nicht nachhaltig satt.

Die alchimistische Umwandlung der Nahrung in Energie und Blut funktioniert nur, wenn die Speisen auch Qi besitzen. Wenn wir statt *Lebens*mitteln nur leere Kalorien zu uns nehmen, können daraus keine kostbaren Bestandteile gewonnen werden. Im Gegenteil, Magen und Milz müssen ihre ganze Kraft aufbringen, um alles zu verarbeiten.

---

* Für tiefergehende Informationen zur Ernährung im Verständnis der TCM empfehlen wir unser Büchlein »Was uns nährt und glücklich macht – einfache Tipps für eine starke Verdauung«.

Die Verdauungsschwäche wird von Generation zu Generation vererbt. Wir zahlen jetzt den Preis für 50 Jahre degenerativer Nahrung. Das Verdauungsfeuer der Kinder von heute ist nicht so stark wie das der Generationen davor.

Eine Erschöpfung der Mitte zeigt sich auch in Nahrungsmittelunverträglichkeiten, durch die einzelne Zutaten wie Gluten, Laktose oder Fruktose nicht vertragen werden und Blähungen und Bauchschmerzen auftreten. Sie haben in den letzten Jahren stark zugenommen und sind fast zu einer Modeerscheinung geworden. Es wird immer schwieriger, zum Essen einzuladen und dabei die verschiedenen Abneigungen und Unverträglichkeiten zu berücksichtigen. Es scheint, dass die Nahrung, die im Verständnis der TCM unsere Gesundheit erhalten oder auch Kraft und Heilung bringen soll, heutzutage eher zum Feind geworden ist.

Besonders die Menschen, die sich für zu dick halten oder tatsächlich übergewichtig sind und ständig mit ihren Kilos ringen, betrachten das Essen argwöhnisch und zählen die Kalorien. Oft versuchen sie krampfhaft Diäten einzuhalten, mit Salat, Joghurt oder kalorienreduzierten Fertigprodukten, und müssen feststellen, dass sie langfristig nicht zum gewünschten Erfolg führen. Vor allem wird ihr Energielevel dadurch absinken.

Die Ernährung nach der TCM ist keine Diät, bei der Kalorien gezählt werden. Wenn du dauerhaft abnehmen oder dein Wohlfühlgewicht erhalten und deine Mitte stärken möchtest, musst du in erster Linie deinen Stoffwechsel anregen. Neben dem Reduzieren beziehungsweise Vermeiden von Brot, Käse, Joghurt, sowie Diätprodukten, die oft eine lange Liste von chemischen Zusatzstoffen enthalten, probiere die nachfolgenden Tipps aus.

Einfache Tipps für eine starke Verdauung

- Um Magen und Milz ihre Arbeit zu erleichtern, braucht es zunächst einmal Wärme durch zwei, oder besser drei gekochte Mahlzeiten am Tag. Sie müssen nicht immer frisch zubereitet sein, sondern können vorgekocht und aufgewärmt werden.
- Zwischenmahlzeiten und kleine Snacks sind zu vermeiden.
- Der Verdauungstrakt liebt einen festen Rhythmus und freut sich über regelmäßige Essenszeiten: ein umfangreiches Frühstück mit Getreidebrei oder als herzhafte Variante mit Ei, Bohnen oder Gemüse; ein leckeres Mittagessen und eine Suppe am Abend.
- Wenn die Mitte geschwächt ist, sind lang gekochte Suppen besonders zu empfehlen, denn sie sind am leichtesten zu verdauen. Nach ihrem Verzehr breitet sich eine wohlige Wärme im Bauch aus.
- Trinke *zwischen*, nicht *zu* den Mahlzeiten, und zwar reichlich warmes Wasser oder wärmende Tees (siehe S. 69).

Der süße Geschmack

Der süße Geschmack hat die nährende Kraft der Erde. Ihm sind alle Kohlenhydrate zugeordnet, Getreide, stärkehaltiges Gemüse und Obst. Damit ist unsere Grundversorgung gesichert. Nahrungsmittel mit einem süßen Geschmack tonisieren, bauen Substanz auf und regen die Säfteproduktion an. Sie harmonisieren den Organismus und verwurzeln uns im Körper. Die natürliche Süße in langkettigen Kohlenhydraten von Vollkorngetreide oder Gemüse hält den Blutzucker über einen längeren Zeitraum stabil und gibt dadurch die notwendige Kraft für die körperliche und die geistig-mentale Arbeit. Weil Speisen von süßlicher Natur die energetischen Prozesse verlangsamen, wirken sie entspannend bei Stress und besänftigend auf die Leber. Daher greifen wir bei Ärger, Frust und Ungeduld gern zu süßen Speisen.

Wenn wir uns nicht geliebt fühlen oder Streicheleinheiten brauchen, wenn wir Trost suchen oder etwas, das unser »Loch« in der Mitte füllen soll, wächst unser Verlangen nach Zucker und Weißmehl. Diese »leeren« Kohlenhydrate sind nicht nur in Süßigkeiten enthalten, sondern auch in Nudeln, Pizza, Brot, Softdrinks und vielem mehr zu finden. Durch ihren Verzehr steigt der Blutzuckerspiegel rasch an, die Energie flammt auf, sinkt aber auch schnell wieder ab. Um den Energielevel zu halten, muss schon bald etwas nachgelegt werden. Es entsteht ein Auf und Ab, durch das die Mitte ihre Stabilität verliert. Zucker und Weißmehl »überschwemmen« den Körper mit Nässe, blockieren den Energiefluss und machen träge und müde.

Die Sucht nach süß ist Zeichen einer geschwächten Milz.

Die Milz und die Nässe – Ein Übermaß an Feuchtigkeit

Die Milz wandelt das, was wir aufnehmen, nicht nur in Energie und Blut um, sondern produziert auch die »kostbaren Säfte«. Durch diese Körperflüssigkeiten werden Gewebe, Haut und Schleimhäute, Sehnen und Muskeln elastisch gehalten. Sie befeuchten Gelenke und das Gehirn und treten auf als Schweiß, Tränen und Speichel.

Wenn das Verdauungsfeuer geschwächt und nicht genügend Wärme vorhanden ist, geschieht bei der Umwandlung der Nahrung das gleiche wie bei einer unvollständigen Verbrennung: Es bleiben Schlacken übrig. Diese Ansammlung eines Abfallprodukts wird in der TCM als Feuchtigkeit oder Nässe bezeichnet. Damit ist Körperflüssigkeit gemeint, die nicht zirkuliert und sich einlagert.

Eine innerliche Überschwemmung behindert den Fluss der Lebensenergie und ruft Stagnation hervor. Sie verleiht dem Körper Schwere, man fühlt sich zu Boden gezogen, schlapp, müde und antriebslos. Es entsteht eine erdrückende Trägheit, mit der jede Bewegung als anstrengend empfunden wird, denn sie fühlt sich an, als würde man durch eine schlammige Sumpflandschaft waten und kaum vorwärtskommen. Oft entscheidet sich der Mensch dann für den Weg des geringsten Widerstands und bleibt lieber zuhause. Doch um Nässe auszuleiten, braucht es unbedingt Bewegung!

Meist wird Nässe durch unsere Ernährung verursacht, durch häufige Zwischenmahlzeiten, üppige Speisen, die schnell heruntergeschlungen werden, zu spätes Essen, durch Salat, Rohkost und kalte Getränke, die das Verdauungsfeuer abkühlen, und vor allem durch ein Übermaß an Kohlenhydraten, Zucker, Weißmehl und Fett. Weitere feuchtigkeitsauslösende Faktoren sind Bewegungsmangel sowie Sorgen und anhaltendes Grübeln. Die auftretenden Symptome verschlimmern sich bei Regen, hoher Luftfeuchtigkeit und einem feuchten Raumklima.

Wenn der Körper zu einem monsunartigen Feuchtgebiet geworden ist, braucht es eine Veränderung der Ernährung. All das, was die meisten Menschen als lecker empfinden und mit Heißhunger verzehren, verursacht Nässe. Ganz darauf zu verzichten, fällt ihnen meist schwer. Es ist daher besser, die Menge zu reduzieren und für einen Ausgleich zu sorgen, durch Gewürze und Zubereitungsarten, die die Umwandlungsprozesse der Milz unterstützen und einer Ansammlung von Schleimigem entgegenwirken: Wer unbedingt 1–2 Scheiben Brot am Tag essen möchte, sollte es selbst backen und vor dem Verzehr toasten: ein Sauerteigbrot aus Roggen- statt aus Weizenmehl, mit wärmenden Gewürzen wie Kümmel, Dillsamen oder Fenchel. Auch aus glutenfreien Zutaten wie Reis-, Buchweizen- und Maismehl lässt sich ein leckeres Brot herstellen. Wem es schwerfällt, Milchprodukte zu vermeiden, kann kleine Mengen aus Schaf-, Ziegen- oder Rohmilch genießen.

Ein Übermaß an Feuchtigkeit wird zur Last und kann zu einer Fülle von Symptomen führen. Sie beeinträchtigt das gesamte Energieniveau und behindert die Verdauung. Es entstehen Gärungsgase, die zu übelriechenden Pupsern und Ausscheidungen führen können. Nässe im Körper bildet den Nährboden für Pilze und Bakterien. Der Hefepilz Candida albicans kann sich im feuchten Milieu stark vermehren und Symptome wie Blähungen, Bauchschmerzen, Durchfall und vieles mehr verursachen. Ärzte empfehlen als Therapie, den Verzehr von Kohlenhydraten zu reduzieren und auf Zucker und Weißmehl ganz zu verzichten. Das ist der erste Schritt, doch wenn man sich dann hauptsächlich von Rohkost ernährt, reicht das nicht aus. Es braucht Wärme, um die Feuchtigkeit umzuwandeln und auszuleiten.

Nässe durch ein Zuviel an Zucker und Milchprodukten zeigt sich auch in einer Neigung zu Entzündungen und Infektionskrankheiten. Kleine Kinder, die mit Butterkeksen, Bananen und Kakao gefüttert werden, bekommen schnell eine »Rotznase« oder wiederholte Mittelohrentzündungen.

Pathogene Feuchtigkeit beeinträchtigt auch die Fähigkeit der Milz zu klarem Denken und Konzentration. Es entsteht ein dumpfes Gefühl im Kopf, das wie Watte die Sinne benebelt und die Aufmerksamkeit und das Wahrnehmungsvermögen einschränkt. Tatsächlich kann man bei Kindern beobachten, dass sich ihre Konzentrationsfähigkeit erhöht und sie besser zuhören können, wenn der Körper durch eine Ernährungsumstellung und vermehrte Bewegung »entfeuchtet« wird.

Symptome bei einer Milzschwäche und bei Nässe

Geistig-seelische Symptome:

- Müdigkeit trotz ausreichendem Schlaf
- »Fressnarkose«: Müdigkeit nach den Mahlzeiten
- Mattigkeit bis zur Lethargie; Stimmung ist niedergeschlagen, schwermütig, depressiv
- nachlassende Klarheit des Geistes, benebeltes Gefühl im Kopf
- Schwierigkeit sich zu konzentrieren
- schwaches Gedächtnis
- geistige Trägheit, mentale Antriebslosigkeit
- wenig Lust sich zu bewegen, Wunsch sich zu setzen oder hinzulegen
- Gedanken kreisen ständig ums Essen und die Verdauung
- Zuckersucht
- Abneigung gegen feuchtes Klima und hohe Luftfeuchtigkeit

Körperliche Symptome:

- Trägheit in den Gliedmaßen, Arme und Beine fühlen sich bleischwer an
- chronische Gliederschmerzen, steife, geschwollene, schmerzhafte Gelenke
- Bauchfett, Fettpolster an Hüfte und Oberschenkeln
- Übergewicht, Schwierigkeiten abzunehmen
- träge Verdauung, verlangsamter Stoffwechsel, unregelmäßiger Stuhlgang
- Gärungsprozesse im Verdauungstrakt: übelriechende Blähungen und Ausscheidungen

- ungeformter, breiiger Stuhl, chronischer Durchfall
- Ausscheidung von unverdauten Nahrungsresten als Zeichen, dass die Verdauung unzureichend war
- Nahrungsmittelintoleranz: Unverträglichkeit von Gluten, Laktose oder anderem
- dumpfe Kopfschmerzen, Druckgefühl im Kopf
- Reiseübelkeit im Auto, der Bahn oder im Flugzeug
- klebriger Geschmack im Mund, klebrige Körpersekrete, Ausfluss
- Hautunreinheiten
- Pilzinfektionen der Haut, des Darms, Candida albicans
- Fußpilz, Schweißfüße
- Verschleimung der Nase und der Atemwege, laufende Nase, chronischer Schnupfen, verstopfte Nebenhöhlen
- Wasseransammlungen: Cellulite, Ödeme
- Wasseransammlungen im Gesicht, Gefühl aufgedunsen zu sein, Tränensäcke
- geschwollene Zunge mit Zahnabdrücken
- Verhärtungen im Gewebe wie Knoten oder Lipome
- Zysten, Abzesse, Myome
- erhöhte Cholesterinwerte, Arteriosklerose
- Diabetes

In Verbindung mit Hitze wird Nässe »eingedickt« und es entsteht etwas, das man in der TCM als »zähen Schleim« bezeichnet. Es ähnelt der klebrigen Masse, die sich am Topfboden absetzt, wenn wir einen Pudding zu lange auf dem Herd stehen lassen. Diese verdichtete, schwergängige Substanz kann sich in den Gefäßen, der Haut, in den Organen oder auch im Gehirn ablagern. Durch Schleim wird der Demenz Vorschub geleistet.

Was die Milz nicht mag

- Rohkost und Salat
- denaturierte Nahrungsmittel
- Tiefkühlkost und in der Mikrowelle zubereitete Nahrung, die den Qi-Anteil der Nahrung verringert, die Arbeit des Darms verlangsamt und kein Sättigungsgefühl gibt
- ein Übermaß an grünem und schwarzem Tee, Kaffee, Bier und eisgekühlten Getränke wirkt abkühlend auf den Verdauungsapparat
- Entgiftungstees mit Löwenzahn, Birkenblättern, Brennnessel, Tausendgüldenkraut oder ähnlichem sollten nicht dauerhaft getrunken werden; sie verringern das Verdauungsfeuer, leiten aus und behindern den natürlicherweise aufsteigenden Energiefluss der Milz
- Abführmittel wie Glaubersalz
- späte oder unregelmäßige Mahlzeiten
- (kalte) Getränke zum Essen

Alles, was Nässe verursacht:

- Brot, vor allem frisch, vor allem aus Weizen
- Übermaß an ballaststoffarmen Kohlenhydraten, alle Weißmehlprodukte, Pizza, Nudeln
- Milchprodukte, insbesondere aus Kuhmilch; Joghurt oder Quark in Verbindung mit Früchten
- Zucker, Süßstoffe
- raffinierte Öle, gesättigte Fette
- zu viel Grübeln
- feuchtes Klima: Regen, Monsun

Was die Milz liebt

- süßes Gemüse wie Möhren, Kürbis, Kartoffeln und Süßkartoffeln
- weich gekochtes Getreide, vor allem Hirse und Gerste
- gedünstete oder gekochte Früchte wie Äpfel oder Birnen; sie liefern eine sanfte Süße und erleichtern die Verdauung

- **Wärmende, verdauungsfördernde Tees:**
  Die klassische Teemischung mit Fenchel, Kümmel und Anis hilft nicht nur Kindern bei Blähungen und Bauchweh, sondern wärmt auch Erwachsenen den Bauch.
  Auch die folgende Teemischung ist gut geeignet, um die Mitte zu wärmen, die Verdauung zu unterstützen und Feuchtigkeit auszuleiten. Mische zu gleichen Teilen Fenchel, Kümmel, Schafgarbe, Weißdorn und Pfefferminze und brühe davon 10 g pro Becher auf. Die wärmenden Bestandteile Fenchel und Kümmel werden durch die erfrischende Wirkung von Pfefferminze ausgeglichen.
  Frischer Ingwer wärmt die Mitte, fördert die Verdauung, unterstützt den Magen und ist hilfreich bei Appetitmangel, Übelkeit und Erbrechen. Übergieße pro Becher etwa 5 dünne Scheiben der Ingwerwurzel mit heißem Wasser und lasse sie 5–10 Minuten ziehen. Verwende frischen Ingwer besonders im Herbst und Winter, um Kälte auszutreiben und das Immunsystem zu stärken. Jedoch Vorsicht: seine wärmende Schärfe kann innere Hitze verstärken und Symptome wie Sodbrennen, rote Hautausschläge oder Nachtschweiß verschlimmern.

Daher ist Ingwer nicht für den täglichen Gebrauch geeignet. Das gilt besonders für getrockneten Ingwer, der Bestandteil vieler »Yogitees« ist.

- **Wärmende Gewürzmischungen:**
  Für die Gewürzmischung »süß« mische folgende gemahlene Zutaten: 1 Pack. Kardamom (40–50 g), 1 Pack. Koriander (40–50 g), 20 g Kakao, 10 g Kurkuma, 10 g Zimt, 5 g Vanille. Verfeinere damit deinen Frühstückbrei, die Nachspeise oder auch deinen Kaffee.
  Die wärmende Gewürzmischung »herzhaft« enthält 1 Pack. Kümmel (40–50 g), 1 Pack. Koriander (40–50 g), 20 g Paprika edelsüß, 20 g Kardamom, 20 g Kurkuma. Sie passt gut zu Gemüse, Suppen oder Aufläufen.

- **Kaffee und grüner Tee:**
  Bitteres in kleinen Mengen kann Nässe ausleiten, das gilt auch für Kaffee und grünen Tee. Um die abkühlende Wirkung des Kaffees auszugleichen, koche ihn mit Kardamom auf und trinke eine Tasse nach dem Frühstück oder Mittagessen. Der scharf-aromatische Kardamom wärmt, regt die Verdauung an und trocknet Feuchtigkeit.
  Zum ebenfalls stark abkühlenden grünen Tee gib die gleiche Menge Fenchel dazu und trinke davon eine Tasse am Vormittag. Grüner Tee klärt und belebt den Geist, wenn er sich durch ein Übermaß an Feuchtigkeit benebelt anfühlt. Der süß-scharfe Fenchel harmonisiert Magen und Milz, wärmt und schützt die Mitte.

Der Magen und sein Feuer

Wenn wir Hunger haben, brennt unser Magenfeuer. Der Magen ist jetzt bereit, die hereinkommende Nahrung schnell und effizient zu verdauen. Wir können den Magen wie einen Gärbottich verstehen, der durch Fermentieren und Reifen Qi und Flüssigkeit aus der Nahrung extrahiert. Du erleichterst ihm seine Arbeit, indem du ihn mit einem gut durchgekauten warmen Speisebrei fütterst, den er nicht erst aufwendig zerkleinern und auf Körpertemperatur erwärmen muss. Zwischen den Mahlzeiten braucht er seine Ruhe, also esse nichts zwischendurch. Gib ihm drei Mahlzeiten am Tag, am besten immer zur gleichen Zeit, denn der Magen ist ein »Gewohnheitstier«. Dann wirst du dich wieder daran gewöhnen, für längere Zeit satt zu sein und zu den Essenzeiten wieder Hunger verspüren.

Magenbeschwerden können zum einen durch Kälte entstehen, verursacht durch zu viele Speisen und Getränke aus dem Kühlschrank, die das Verdauungsfeuer stark beanspruchen und verringern. Die Kälte führt zu einer Stagnation im Verdauungstrakt, durch die der Speisebrei länger im Magen verweilt als vorgesehen. Eine Ernährungsumstellung auf gekochte Speisen und der Verzicht auf Rohkost und Salat kann hier eine schnelle Abhilfe schaffen.

Doch es gibt auch noch die »Magen-Hitze«, die durch Trocknendes und ein Übermaß an scharf gewürzten Speisen, »Yogi-Tee«, Kaffee, Alkohol, gegrilltem, frittiertem oder scharf angebratenem Fleisch oder auch durch Rauchen gefördert wird. Vor allem aber wird sie durch »hitzige« Emotionen, Sorgen und Stress ausgelöst. Erste Anzeichen für Magen-Hitze sind ein großer Durst auf kalte Getränke, ein nimmersatter Heißhunger, mit dem das Essen gierig konsumiert wird, sowie Unruhe und Reizbarkeit. Übersäuerung und Sodbrennen gehen einher mit Mundgeruch

Symptome einer Magenschwäche

- Appetitmangel, Lustlosigkeit beim Essen
- häufiges Aufstoßen
- Völlegefühl
- Schmerzen im Oberbauch
- Übelkeit, Aufstoßen, Sodbrennen
- Erbrechen
- Beschwerden verschlimmern sich nach dem Essen

Symptome einer Magen-Hitze

- großer Hunger oder Heißhungeranfälle
- viel Durst mit Vorliebe für kalte Getränke
- brennende oder stechende Schmerzen in der Magengegend, Sodbrennen
- Zahnfleischbluten, Zahnfleischentzündung
- trockene, rote, eingerissene Lippen
- entzündete Mundwinkel

und Zahnfleischentzündung. Bei diesen Symptomen sollten die oben genannten Auslöser weggelassen oder zumindest reduziert werden und der Stress durch Entspannungsübungen, Meditation oder auch Psychotherapie reduziert werden.

Die Organuhr und das Frühstück

Die Organe sind nicht zu jeder Zeit des Tages gleich aktiv. Im Zwei-Stunden-Rhythmus wechselt die Aktivität von einem Organ zum nächsten. Morgens von 7–9 Uhr erreicht die Energie des Magens ihren Höhepunkt, seine Verdauungsfähigkeit ist in dieser Zeit am größten. Wir sollten ihn jetzt nicht hungern lassen, sondern ausreichend füttern, sprichwörtlich wie ein König spei-

Was der Magen nicht mag

- Nahrungsmittel und Getränke, die die Säurebildung verstärken: Kaffee, Rotwein, Schnaps, Zucker, Weißmehl
- saure Speisen, Essig, Zitrone, Apfelsaft, Getränke mit Kohlensäure
- zu viel scharfe Gewürze und Salziges
- scharf angebratenes Fleisch, Gegrilltes, Frittiertes
- kalte Speisen und Getränke, die das Verdauungsfeuer löschen
- üppige, späte Mahlzeiten
- hastiges Herunterschlingen der Speisen, Essen im Stehen und Gehen
- Streitgespräche am Tisch oder »Geschäftsessen«
- emotionaler Stress, Sorgen, Frustration, Ärger
- berufliche Überanstrengung, Leistungsdruck

sen. Ein warmes Frühstück, gerne mit Kohlenhydraten als Energielieferant, gibt einen guten Start in den Tag.

Doch mit der heutzutage üblichen Lebensweise bleiben diese Stunden, in denen der Magen Höchstleistungen vollbringen kann, häufig ungenutzt. Stattdessen wird die größte Mahlzeit des Tages auf den Abend verlegt. Der Magen hat jetzt, 12 Stunden später, von 19–21 Uhr, seinen energetischen Tiefstand. Wenn wir ihn dann mit einem umfangreichen Abendessen füllen, ist das so, als würden man einem Arbeiter zum Feierabend eine zusätzliche Schicht aufbrummen. Eine üppige Spätmahlzeit ab 19 Uhr liegt schwer im Magen und wird über Nacht nicht mehr richtig verdaut.

Bei vielen Menschen kommt es nach einem umfangreichen Abendessen zu einer Nahrungsstagnation, vor allem im fortge-

Was der Magen liebt

- »saftige« Nahrung wie Suppe, Eintopf, Brei und Kompott
- stundenlang gekochte Kraftsuppen oder Congees aus Getreide, Gemüse oder auch Fleisch. Dabei wird die Wärme vom Herd auf die Suppe übertragen. Congees sind sehr bekömmlich und die Inhaltsstoffe werden leicht vom Körper aufgenommen.
- **Reis-Congee:** Lasse Vollkornreis mit Wasser im Verhältnis 1:12 für 6 Stunden köcheln. Je nach Bedarf gib Kräuter und Gewürze oder Gojibeeren dazu. In der letzten Viertelstunde kannst du Gemüse wie Frühlingszwiebeln oder auch ein Ei hinzufügen. Reis und Reiscongees sind auch geeignet, um Hitze und Nässe aus dem Körper auszuleiten.
- Kartoffeln; trinke auch das beim Kochen übrigbleibende Kartoffelwasser, es ist mild und wirkt alkalisch
- gekochtes Gemüse, besonders Möhren, Blumenkohl, Kürbis und Zucchini sind hilfreich bei Übersäuerung
- Misosuppe kann Sodbrennen lindern und ist als fermentiertes Produkt leicht verdaulich
- auch Leinsamen, Flohsamenschalen und Heilerde, mit ausreichend Flüssigkeit eingenommen, sind empfehlenswert bei Sodbrennen
- langsam im Sitzen essen
- gründliches Kauen
- Bewegung: Ausdauerübungen und Sport, auch schnelles Gehen intensivieren die Atmung und trainieren das Zwerchfell, den Hauptatemmuskel. Dieser wiederum massiert die Bauchorgane und treibt so den Speisebrei nach unten.

PRAXISTIPP

Ölziehen

Ölziehen ist hilfreich bei Zahnfleischentzündung, Mundgeruch und Mundtrockenheit. Es reinigt, leitet Giftstoffe aus und aktiviert das Lymphsystem.

Nimm morgens vor dem Frühstück 1 Esslöffel kaltgepresstes Sonnenblumen-, Oliven- oder Sesamöl in den Mund. Bewege das Öl für etwa 10 Minuten im Mund hin und her, kaue es, ziehe es durch die Zähne, doch schlucke es nicht. Das ursprünglich hellgelbe Öl wird milchig-trüb und zähflüssig. Dann spucke es aus, spüle gründlich mit warmem Wasser nach und putze die Zähne. Bei Zahnfleischentzündung oder zum Entgiften praktiziere das Ölziehen täglich, für mindestens 4 Wochen.

schrittenen Alter, wenn das Verdauungsfeuer schon abgenommen hat. Der Speisebrei bleibt lange liegen und verrottet, was zu Nässe und Hitze in den Verdauungsorganen führt. Das verursacht Völlegefühl und beeinträchtigt den Schlaf. Je später die Mahlzeit, desto leichter verdaulich sollte sie sein.

Die Milz hat von 9–11 Uhr ihre energetische Hochphase. Morgens von 7–11 Uhr laufen also unsere Verdauungsorgane auf Hochtouren. Lade daher Freunde besser zu einem leckeren Brunch ein als zu einem üppigen Abendessen.

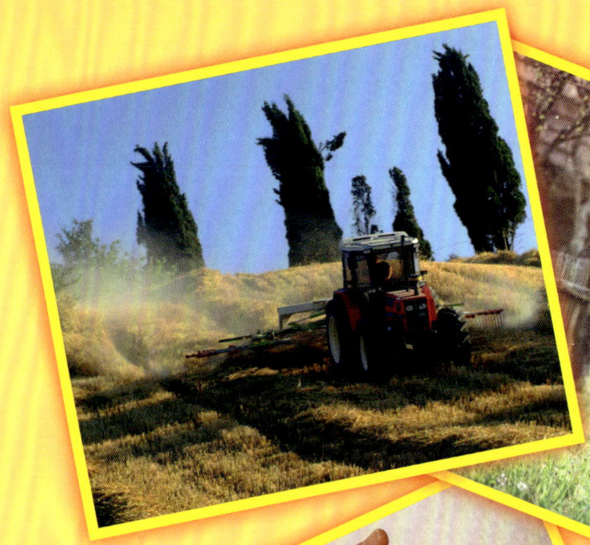
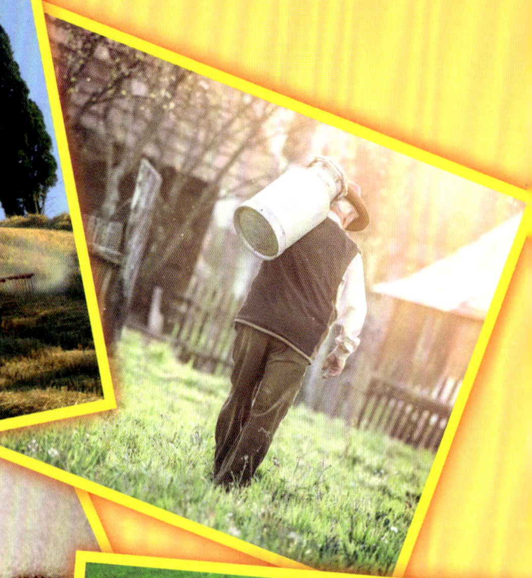
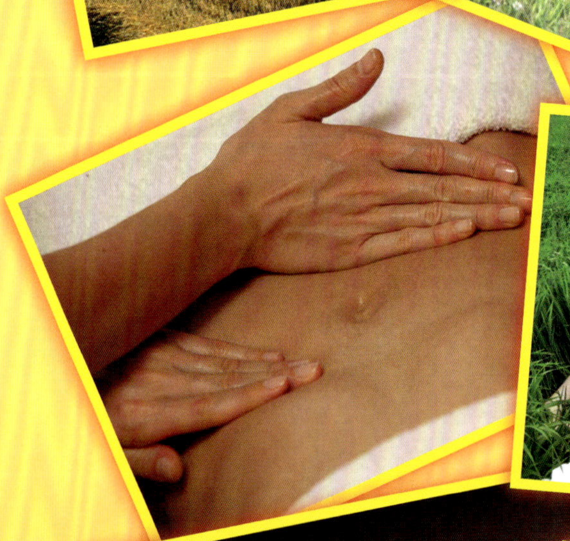
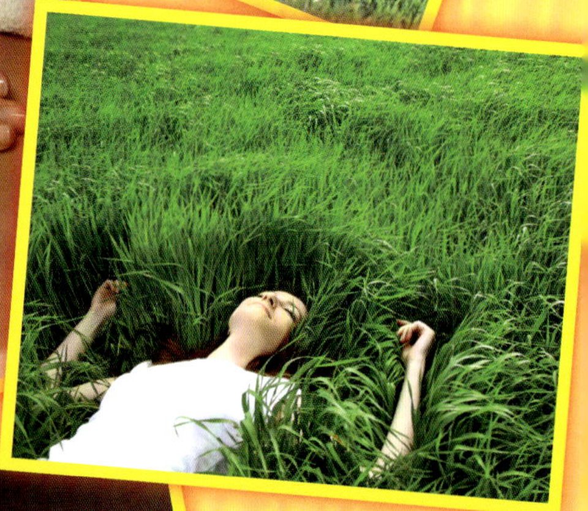
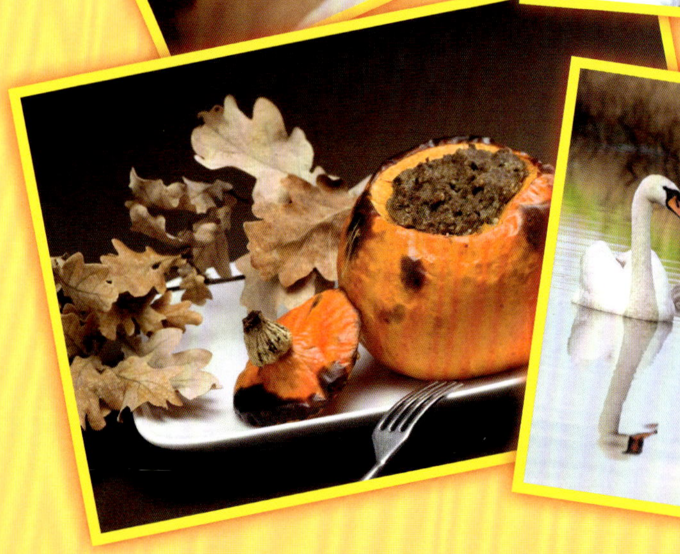
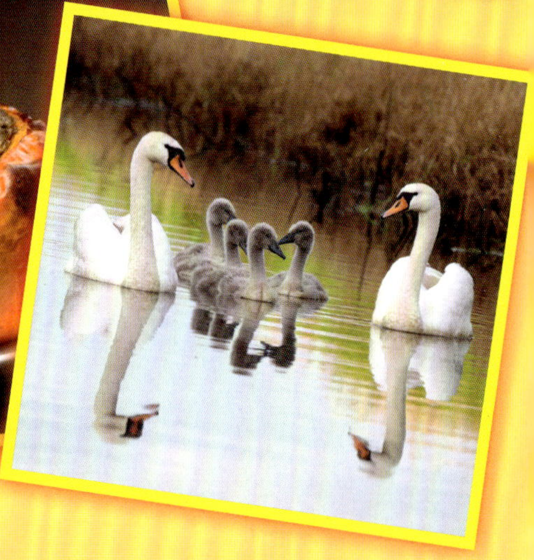

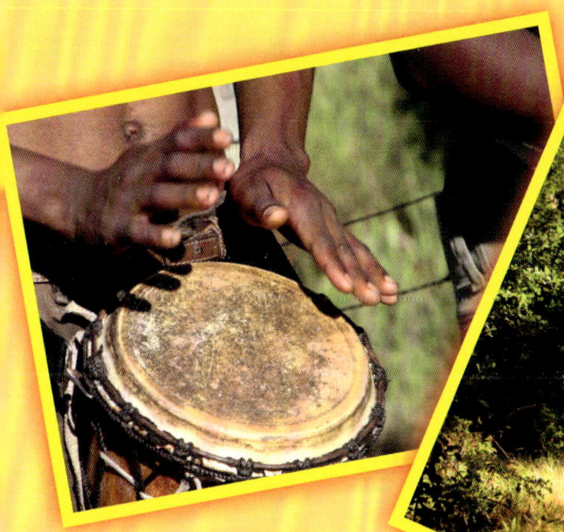

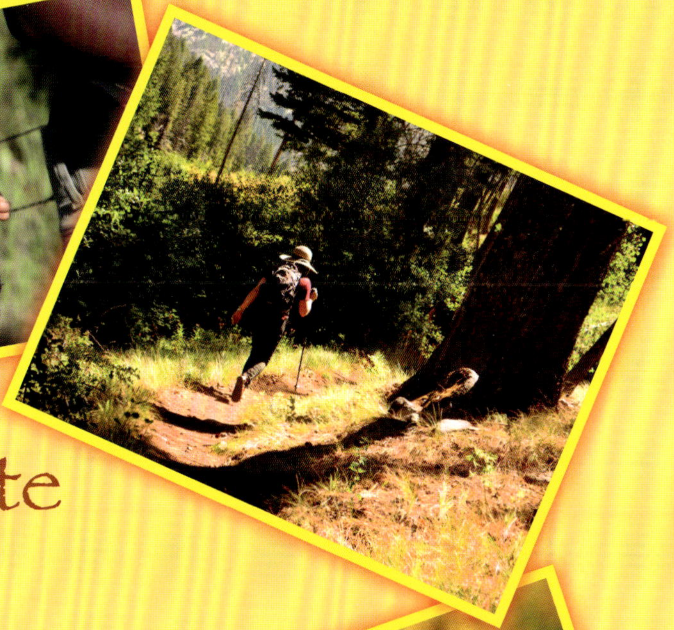

Alles Gute

für die

Mitte

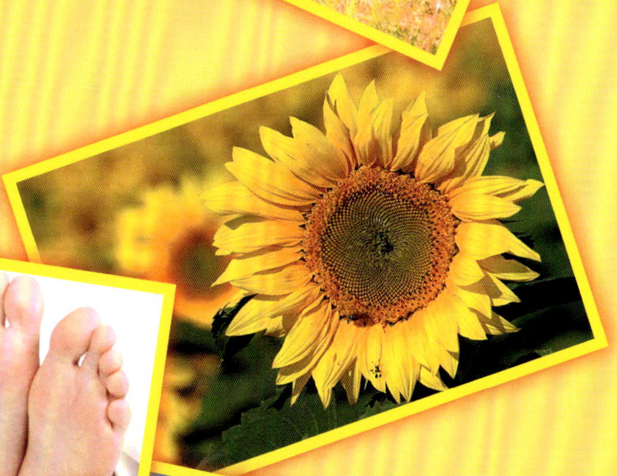

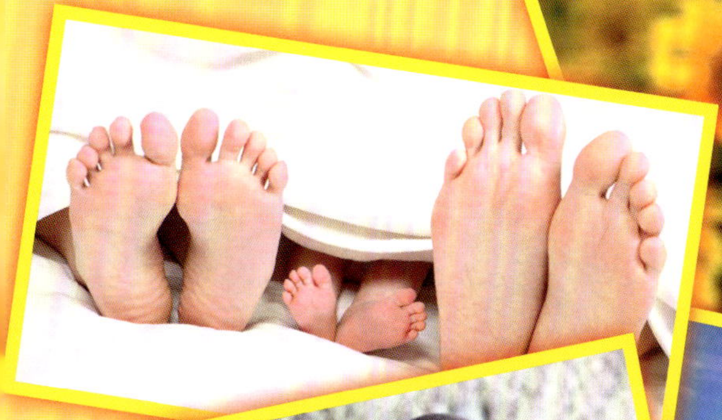

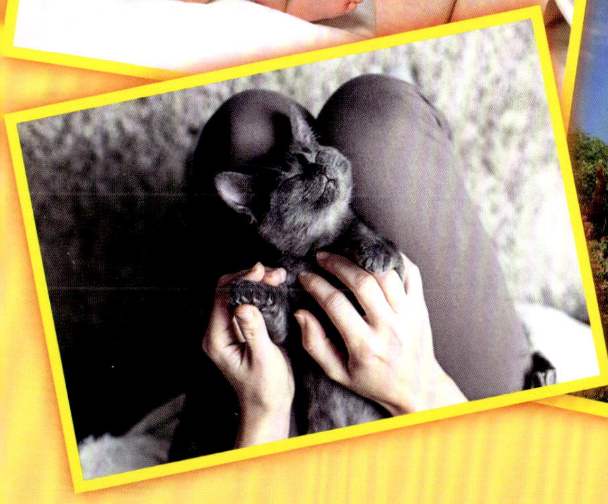

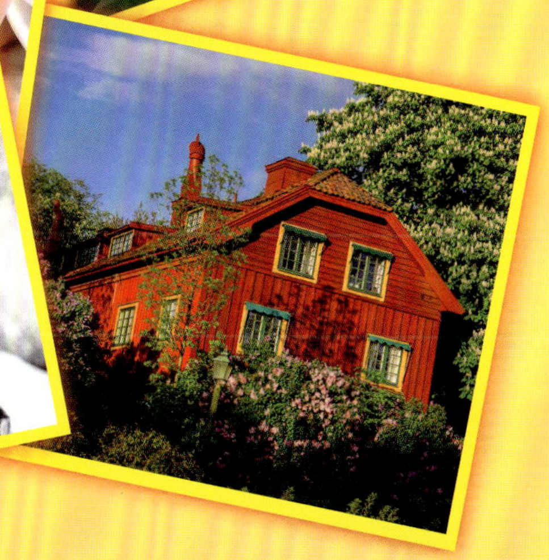

Alles Gute für die Mitte

- Stelle eine physische Verbindung zur Erde her: Berühre sie mit deinen Händen, buddele im Garten, oder lege dich auf eine Wiese und nimm den erdigen Geruch auf.
- Barfuß laufen oder Tautreten bringt dich in Kontakt mit dem Boden unter deinen Füßen.
- Nutze jede Gelegenheit, um dich zu bewegen und Kraft in deine Beine zu bringen. Benutze die Treppe statt den Fahrstuhl, nimm das Fahrrad und nicht das Auto. Gehe spazieren, wann immer du die Möglichkeit hast, gerade, wenn dir nicht danach ist, Sport zu treiben. Bewegung verringert die Trägheit und das Grübeln.
- Ausdauerübungen, Sport, aber auch schnelles Gehen intensivieren die Atmung und trainieren das Zwerchfell, den Hauptatemmuskel. Dieser wiederum massiert die Bauchorgane und treibt so den Speisebrei nach unten.
- Schüttele den ganzen Körper aus, wie bei der von Osho entwickelten Kundalini-Meditation. Das Schütteln hilft, ganz im Körper anzukommen. Es belebt und wirkt gleichzeitig entspannend und ausgleichend. Es entkrampft die Bein- und Beckenmuskultur und fördert eine aufrechte und lockere Körperhaltung. So können wir geerdet im Leben stehen.
- Die Erde liebt einen ausgeglichenen Lebensrhythmus. Probiere für eine Weile aus, regelmäßig aufzustehen und zu Bett zu gehen. Nimm zu gleichen Zeiten warme Mahlzeiten zu dir, anstelle von gelegentlichen, achtlos zusammengestellten Snacks.
- Bereite dir ein gekochtes, kräftigendes Frühstück.
- Für dein körperliches Wohlgefühl genieße immer wieder eine Massage und massiere andere.

- Bürstenmassagen verbessern das Körpergefühl.
- Pflege deine Freundschaften. Stabile Beziehungen geben dir Halt und Geborgenheit.
- Praktiziere Übungen, die deine Balance und Stabilität trainieren. Besonders, wenn du schnell dein Gleichgewicht verlierst, versuche immer wieder auf einem Bein zu stehen, während du dich abstützt. Zum Üben gibt es auch Balanceboards. Diese Übungen fördern nicht nur die Standfestigkeit deiner Fußgelenke, sondern auch die Stabilität im Leben.
- Hara-Atmung: Lege dich flach auf den Rücken, stelle die Füße auf und lege ein dickes Buch oder einen anderen schweren Gegenstand auf deinen Bauch. Atme nun für einige Minuten tief in deinen Bauch, der sich mit dem Gegenstand hebt und senkt. Die Hara-Atmung sammelt die Kraft in der Mitte und befreit den Kopf von kreisenden Gedanken. Auch die Verdauungsorgane werden dadurch gestärkt, denn sie werden durch die Atembewegung von innen her massiert.
- Taichi und Qigong fördern die Erdung und Zentrierung und beruhigen einen überaktiven Gedankenapparat.
- Singen, allein oder gemeinsam mit anderen, stärkt und harmonisiert die Erde. Es vertieft die Bauchatmung und lässt den Körper ganz sanft vibrieren. Besonders erdend sind Mantras und Lieder mit einfachen Melodien und Texten, die sich immerzu wiederholen.
- Schau, was du von der Welt in dich aufnehmen magst, worauf du Appetit hast.
- Mache aus deiner Wohnung ein Zuhause, ein behagliches Heim, in dem du dich geborgen fühlst.
- Übernimm die Patenschaft für ein Kind, das Unterstützung braucht, oder schenke einem Tier aus dem Tierheim ein neues Zuhause. Das Kümmern um ein bedürftiges Wesen hilft der Erde, wenn sie sich zu sehr um sich selbst dreht.

Über die Autoren

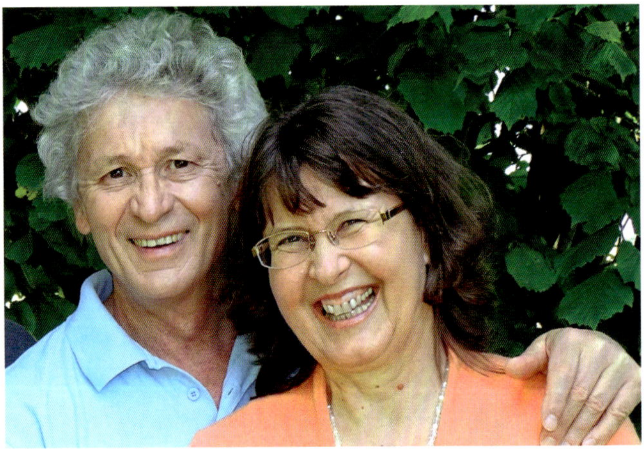

Sakina K. Sievers und Nirgun W. Loh sind Autoren zahlreicher Bücher zu den taoistischen Fünf Elementen, zu Shiatsu, Akupressur und Do-In, die inzwischen als Standardwerke in vielen körpertherapeutischen Fachausbildungen empfohlen werden. Leicht verständlich und anschaulich geschrieben, erfreuen sich ihre fundierten Bücher darüber hinaus immer größerer Beliebtheit bei interessierten Laien.
Gemeinsam leiten sie das ShenDo Institut und unterrichten Shiatsu und Akupressur. In ihrem wunderschönen Seminarhaus in Stellshagen nahe der Ostsee bieten sie Kurse für Gesundheit und Lebensfreude sowie Meditationsretreats an. Sie haben während ihrer langjährigen Aufenthalte in Indien östliche Heilmethoden studiert. Nirgun arbeitet seit vielen Jahren als Heilpraktiker mit Schwerpunkt Shiatsu und Chinesische Medizin.

Informationen über die Shiatsu-Ausbildung und die Seminare des ShenDo Instituts: **www.shendo-verlag-institut.de**